母乳喂养零基础攻略

红房子国际认证哺乳专家为你支招

⊙ 主审 李笑天

⊙ 编著 王 靖 张俊平 盛 佳 周菲菲

上海科技教育出版社

陪伴宝宝一起长大

宝贝："呜……嗯……"
妈妈："宝贝肚子饿了，妈妈抱，吃奶奶……"
宝贝："哇啊……哇啊……"
爸爸："哈哈，想爸爸了！爸爸抱抱，陪你玩……"

家务劳动——
等爸爸回来我们一起干！
闺蜜聚会——
我和宝宝打扮好一起来！

紧紧地抱着我的宝贝，
看着你努力吸吮的样子，
妈妈知道你在快快长大！

牢牢地抱着我的宝贝，
看着你信任依赖的目光，
爸爸知道你在快快长大！

宝贝，爸爸妈妈会陪着你一起长大！

母乳不仅仅是给宝宝的营养和安抚，更是给妈妈的心理慰藉。
谨以此书献给所有为母乳喂养而努力的母亲们！

图书在版编目（CIP）数据

母乳喂养零基础攻略：红房子国际认证哺乳专家为你支招/王靖等编著.上海：上海科技教育出版社，2016.5

ISBN 978-7-5428-6147-4

I.①母… II.①王… III.①母乳喂养—基本知识 IV.① R174

中国版本图书馆 CIP 数据核字（2016）第 072059 号

责任编辑　周　敏　陈雅璐　叶　锋
封面设计　杨　静

母乳喂养零基础攻略
——红房子国际认证哺乳专家为你支招
主审　李笑天
编著　王　靖　张俊平　盛　佳　周菲菲

出　　版　上海世纪出版股份有限公司
　　　　　上 海 科 技 教 育 出 版 社
发　　行　中国图书进出口上海公司

版　　次　2016年5月第1版

书　　号　ISBN 978-7-5428-6147-4/R·439

序
让博爱和专业的精神在母乳喂养中播散

有人说:"母乳是第一份恒温的爱。"听着很温馨,也很伟大。然而,我想说:哺育的过程其实异常艰辛,能坚持到底的妈妈才最伟大。

如果说吸吮和哺乳是婴儿和母亲的本能,那么喂养中的支持和指导则是另一种关爱。爱是有温度的,也是可以传递的。而这份渗透着专业的关爱,我想说,红房子当仁不让。既关乎历史,又关乎未来。

2016 年,时光的车轮滚过 132 载。

浦江畔,朝霞中的上海红房子妇产科医院,又迎来新的一天。没有人精确地计算过,在这所中国历史最悠久的妇产科专科医院里出生过多少婴儿。据史料记载,1909 年举办 25 周年院庆时,出生于这所医院的人们自发在胳膊上系上红丝带,标注上自己的年龄,在医院的草坪上携儿带女欢快地庆贺。我认为这就是红房子医院能被人们深刻记住的最初印象,并且延续至今。

我依旧在想,那时的母亲们在跨越了生育的"鬼门关"后,是不是也如现在的女性一样,面临着哺育的适应期?是不是也如现在的妈妈一样,担心着宝宝的饥渴冷暖?毋庸置疑,那是一定的。好比燕子衔食,无论是动物还是人类,不管怎样繁衍,都绕不开最初的护犊本能。

跨越了 3 个世纪之后，这份爱从未改变，但人们对于母乳喂养的认识在经历了各种考验之后，随着时代的变迁，观念却发生着变化，情况不容乐观。近年来，更是由于各种各样的原因，全国的纯母乳喂养率呈现下降的趋势。国家卫生和计划生育委员会 2014 年公布的数据显示，我国的母乳喂养率 16 年间下降了近 40%，0—6 月龄婴儿纯母乳喂养率为 27.8%，其中城市仅为 16.8%，远低于国际平均水平（38%）。这组触目惊心的数据，不禁让我思考，是什么让这些勇敢的妈妈们无法坚持下去？

　　系列调研后的结果令人大为震惊，缺乏母乳喂养的支持体系已成为当下阻碍母乳喂养的首要问题。大众急须循证专业的母乳喂养知识，需要从医院到社区的母乳喂养指导方案及模式。而这些，作为一家有着百年历史的妇产科专科医院，我们义不容辞，这不仅是专业技术的体现，更是一份社会责任的担当。

　　上海市红房子妇产科医院自 1992 年起被评为"爱婴医院"，多年来，始终致力于推动、支持和保护母乳喂养。我们曾通过系统、持续的院内员工培训，全程、统一的孕产妇教育等方法，有效促进了院内母乳喂养率的提升。但这并非是我们的终极目标，如何提高产后 1、3、6 个月的母乳喂养率，成为了这些年我院护理人员的案头工作。2014 年，四名产科护士一举通过了国际专业哺乳顾问认证委员会（IBCLE）在中国大陆的首批国际哺乳顾问（IBCLC）资格认证，将国外先进的母乳喂养知识引进到国内，并在此基础上，根据亚洲妇女的身体特质进行了知识改良，形成了一套母乳喂养持续支持的"红房子方案"。除此之外，为了让更多人受益，为了让母乳喂养支持体系能由点及面建立起来，她们运用自媒体传播的方式建立了"红房子母乳喂养微资讯"，并开设了全国首家母乳喂养咨询门诊。如今，她们又走出了医院大门，走进了社区，将这份博爱播撒向更多的人，让更多的人成为母乳喂养的受益者，让更多的人成为母乳喂养支持体系中的新成员。

四位作者在繁重的临床护理工作之余，潜心编撰的这本《母乳喂养零基础攻略——红房子国际认证哺乳专家为你支招》，是在"红房子母乳喂养微资讯"微信公众号中发表的文章的基础上重新挑选、修订、完善而成的。这本书注重科学性与实用性相结合，值得每一个家庭拥有！

我很欣慰地看到，除了作者们的努力，我院多位医生亦为本书的编辑出版付出了巨大的心血。这就是红房子人，走过了百年的红房子人，他们的血液中流淌着的是红房子医院一代又一代薪火相传的"博爱、崇德、传承、创新"精神，传承着专业与关爱。

谨以此为序，愿更多的人能因此而受益，将 37 度的爱延续并传递下去！

复旦大学附属妇产科医院院长

母乳是喂养婴儿最天然、最营养的食物。母乳喂养不仅仅是对母婴双方都很重要的健康选择，它还是一种生活方式的选择。然而，随着社会形态的改变，加上配方奶粉强势宣传及销售等多重因素的影响，使得母乳育儿从过去的"水到渠成"，变成如今"需要坚持、需要突破疑虑、需要重新学习"的一种哺育方式。

即使是对拥有哺乳经验的妈妈来说，新生儿的母乳喂养也可能具有挑战性。这是为什么？因为每个宝宝都是独一无二的，宝宝和妈妈建立起来的母乳喂养关系是需要相互适应、相互了解的。有时妈妈们会发现，在医院一切都挺容易，一旦回到家里，一切都不一样了。尤其是产后带着孩子回到家的那一天是最难的：宝宝突然处在一个陌生的环境中，而妈妈因分娩而突然激增的、促进快乐感的激素逐渐平缓，疲惫乏力感油然而生。此时，妈妈们会发现一切开始变得脱离轨道，随之而来的各方质疑更是会让妈妈们失去判断、失去自信，这一切都可能会对母乳喂养造成影响。

编写此书的目的就是希望帮助父母，在孕期就能认清母乳育儿的重要性；在孕期就计划好如何给宝宝一个生命之初最好的开始；在孕期就了解母乳喂养最初几周可能会面对的困难；在孕期就教会妈妈们掌握一些快速入门的技巧。同时，还便于妈妈们在哺乳期遇到困难、困惑时，随手翻阅查询，寻找答案，树立信心，从而帮助整个家庭愉快地、有准备地迎接新成员的到来。

我们四个是复旦大学附属妇产科医院的临床工作者，不仅拥有丰富临床经验，还都是经过国际认证的专业哺乳顾问。作为国际认证专业哺乳顾问（IBCLC）的我们，意味着曾经经过专业、严苛的培训及考核，是能全程提供母乳哺育健康照护的临床专业人员；具有必备的技巧、知识和态度，可独立协助母亲进行母乳哺育，并针对与哺乳相关的问题提供熟练的专业处理。为了建立母乳喂养持续支持体系，复旦大学附属妇产科医院护理部创立了"红房子母乳喂养微资讯"微信公众号，希望为国内母亲提供科学、专业的母乳喂养知识和答疑解惑的交流平台。本书的内容也是以此微信公众号中的文章为基础。

在此要感谢上海市医学会妇产科分会主任委员、我院党委书记华克勤教授，在本书成型过程中给予的大力支持和指导。感谢妇产科护理专家、我院护理部丁焱主任对本书编写给予的帮助和鼓励。感谢乳腺科张征医生，对于完善本书内容所给予的帮助。

我们想告诉每一个哺乳家庭：母乳喂养其实质是一场信任与信心的游戏。母乳喂养的信心来源于一个良好的支持系统，尤其是在产后早期，正确的知识和支持显得非常重要。对于大多数新手妈妈，这个初始阶段是一个门槛，给自己时间和鼓励，让你和孩子一起度过这些重要的日子。同时，每位妈妈要记得善待自己、原谅自己，不管怎样，坚持下去。记住，事情会随着时间的推移变得更好！因为，最终你会发现，这一切都是值得的！

让我们一起支持母乳喂养！

编者

2016 年 2 月

目录

Part 3 开启母乳喂养自然之旅

Part 4　母乳喂养需要一点技巧

Part 5　哺乳期常常会遇到的困难

Part 6　新手妈妈快速问答

Part 1

自信，是母乳喂养成功的关键

信心是母乳喂养成功的关键

- "你做得很好！你可以这样做！"

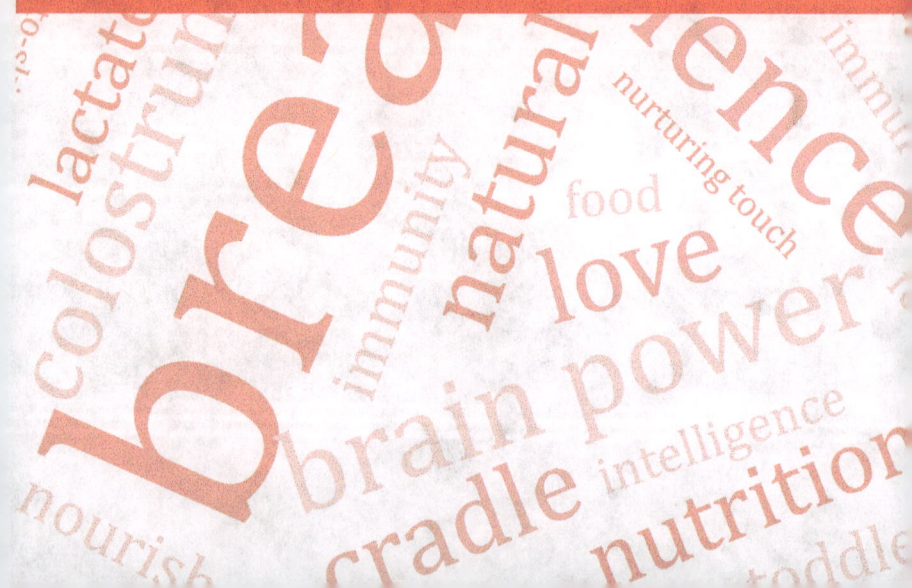

母乳喂养并非总是容易的、方便的，当提到成功的母乳喂养时，保持妈妈的信心往往比想象的还要重要得多。在母乳喂养过程中，妈妈时常会出现担心、怀疑或焦虑，此时，周围人若能对妈妈说一句**"你做得很好！你可以这么做！"**这对于成功是至关重要的。

达成母乳喂养目标，需要——知识＋自信＋行动

新妈妈要建立信心并不容易。从分娩开始，因睡眠缺乏而疲惫，同时由于经验不足，你做的任何事好像都是错的。这会让妈妈尴尬并极度惊慌，会在产后最初几天因为缺乏自信而焦虑。

作为新妈妈，会有各种各样的担心，即使这些担心是空穴来风的。但是你知道吗？就是这些压力，反而会影响到乳汁的供给。因此，过度担心不会让新妈妈有充足的乳汁，反而会使乳汁供给减少，使妈妈们更担心。

那么，作为一个母乳喂养的母亲，怎样才能缓解压力水平，让自己保持信心？这里有几个小秘诀，可以帮助新手妈妈建立信心，减少压力、担心和恐惧。

秘诀一 宝宝需要了就即刻哺乳

母乳喂养就是关于乳汁供需平衡的问题。假如妈妈的身体知道宝宝需要的更多，则会制造更多的乳汁。更奇妙的是，当妈妈的乳房感觉空了，宝宝会更用力吸吮妈妈的乳房，以帮助妈妈增加乳汁。

秘诀二 妈妈需要了解正确的信息

关于母乳喂养有很多传说，我们很难判断其真实性和科学性，大家应该从可信的途径去获得母乳喂养的信息。

母乳喂养的信息应该是建立在科学、循证的基础上，而不是一些人的不负责任、草率的意见。

新妈妈最需要了解的知识：

（1）新生儿出生头几天，其胃只有玻璃弹珠一样大；经过10天，宝宝的胃也只有他／她的拳头那样大。这就说明，宝宝们需要被频繁地喂养。在最初的几周，你会发现一天中的大部分时间在哺乳，这并不说明你的乳汁供应有问题，只说明宝宝的胃容量比较小。

（2）母乳喂养的宝宝不需要另外再喝水。

（3）不要轻易给宝宝添加配方奶，这可能会影响妈妈的乳汁供应，可能会导致意想不到的断奶。

秘诀三　宝宝会让妈妈知道他／她想要吃奶了

观察了解宝宝需要哺乳的信号，如宝宝出现吸吮手指、砸吧嘴唇、身体蠕动等，都说明他／她想要吃了，此时你就可以开始给他／她哺乳了。宝宝是知道自己何时需要进食的，你不需要给他／她制定一个作息时间表，让宝宝一定按照你的意愿进餐。

秘诀四　找一个可以坚定支持自己的同伴

这个人必须是一个能支持你的人，相信你能哺育自己的孩子，他／她可以是你的丈夫、其他家人、朋友或是同一个哺乳期的新妈妈朋友。他们应该是非常了解你目前所经历的所有情况的人，他们会在你想哭的时候给你提供肩膀，但不会对你说："还是给宝宝一瓶奶吧！"有一个强大的支持者，是母乳喂养成功的必要条件。

秘诀五　相信自己的本能

　　"上帝"造人是奇妙的，她让美丽的孩子在你的身体里生长发育，直到他/她准备出生。更让人惊叹的是，在宝宝生命的第1年和更长的时间里，你的身体还可以生产食物和营养来滋养他/她。相信你的身体、相信你自己、相信母亲的天性，一定能帮助你的宝宝茁壮成长。

秘诀六　相信自己，为自己点赞

只要给宝宝母乳喂养，那就绝对值得庆祝！

　　妈妈每次给宝宝哺乳，都是在做一件美妙的事情。陷入烦恼很容易，纠结乳汁不完美更是会使你困惑。你需要做的是，看到你的乳汁究竟有多棒——它含有丰富的营养素、抗体和活细胞，在滋养宝宝的同时，更加固了他/她的免疫系统。因此，母乳喂养无论持续多久，还是你目前应对得有多么艰辛，你都应该庆祝，那有助于建立你的信心。

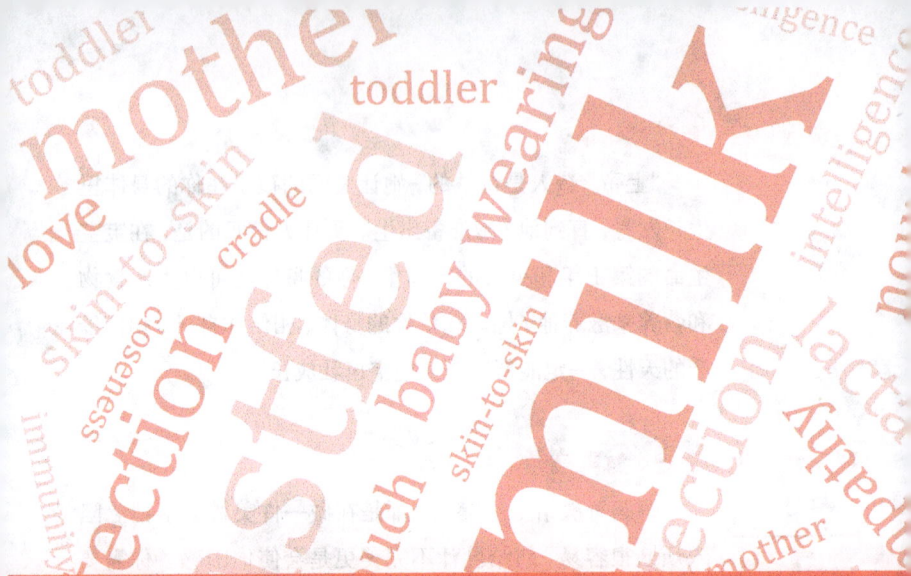

妈妈，请不要轻易怀疑自己哺育宝宝的能力

- 相信度过产后最初的磨合期，
  一定能建立只属于你和宝宝的和谐哺乳关系

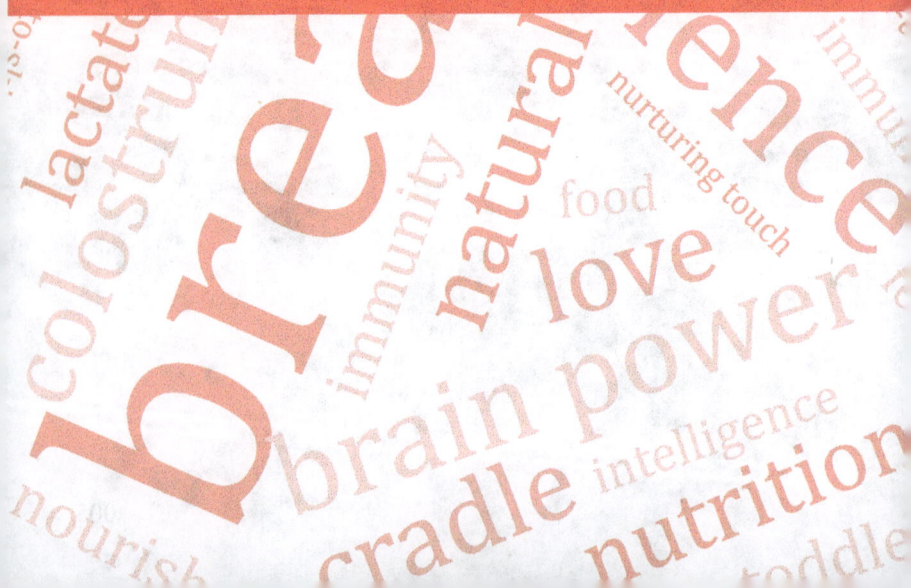

母乳是婴儿的最好食品，是人类哺育后代的不二选择。然而，随着社会进步及工业化发展，母亲对于母乳哺育宝宝的信心却呈下降趋势。最新研究显示，乳汁少、疼痛、含乳问题是导致母亲提前断奶的三大主要原因。这其中就有相当一部分妈妈被错误的观念误导，从而失去信心。希望妈妈们阅读本书之后，能对自己和宝宝充满信心，相信度过产后最初的磨合期，自己和宝宝一定能建立起只属于你们俩的和谐哺乳关系。

误区一：产后头几天没有奶

1. 实际情况

（1）乳房在孕 4 个月时就开始有奶了，其储备量足够满足出生头几天的宝宝。

（2）出生头几天的宝宝胃容量只有 5—7 毫升，量少而浓缩的初乳正好匹配宝宝细小的胃容量。

浓缩的初乳刚好匹配初生宝宝的需求。

（3）此时的宝宝对于"吃奶"尚在学习、掌握阶段，量少而黏稠的初乳正好配合他 / 她进行学习和适应。

（4）量少的初乳不会让妈妈感到乳涨。

（5）只要胎盘娩出，乳房即自动进入泌乳 II 期，乳汁大量分泌的现象会在产后 30—40 个小时开始出现。

2. 给妈妈的应对建议

（1）产后尽可能多地让妈妈和宝宝在一起，不设限地哺乳，让宝宝协调掌握好哺乳时"吸吮—吞咽—呼吸"的节律，以便能从容应对几天后来势汹汹的"下奶期"。

（2）产后初期让宝宝频繁地吸吮，让宝宝能最大程度的吸收富含营养及抗体的初乳。

（3）头几天，如果宝宝吸吮得不顺利，增加妈妈和宝宝的肌肤接触就显得更为重要。

（4）不要轻易给宝宝添加配方奶或使用奶瓶、安抚奶嘴。

误区二：母乳不足，宝宝体重下跌了

1. 实际情况

宝宝在出生头几天会出现生理性跌磅，一般在10—14天时恢复至出生体重。

（1）无论母乳喂养还是人工喂养，出生后3—4天的新生儿都会出现体重下降，这是由于宝宝体内液体的蒸发以及胎粪排出导致的。

（2）喂养正常，新生儿会在10—14天内恢复到出生体重。

2. 给妈妈的应对建议

（1）鼓励爸爸妈妈在母乳喂养早期的一段时间里，每天记录宝宝的大便和小便情况（可以参考本书附录一"母乳喂养记录表"），用以评估母乳喂养的情况。

（2）对于足月宝宝，吃进去的都是要排出来的，看排泄量通常是估计食量的好方法，如何通过尿片判断母乳量是否足够，详见表1。

表1　观察尿布判断母乳量

宝宝出生后时间	妈妈奶水	湿尿布/24小时	大便/24小时
1—2天	初乳	1—2片	墨绿色膏状胎粪
2—6天	下奶了，乳黄色过渡乳。	自第2天起每天增加1片。	至少3次绿色过渡性粪便。
6天以上	奶量开始根据宝宝的需要建立。	5—6片	3—5次稀软金黄色便，至少一元硬币大小。
6周	奶量建立	5—6片	部分宝宝大便次数会减少，但每次大便量会增多。

· 宝宝会在10—14天的时候恢复到出生体重。
· 6个月内的宝宝，每周体重增加170克左右。

误区三：疼痛是哺乳妈妈必须承受的事实

1. 实际情况

（1）产后早期由于生理改变，乳头对触碰会变得比较敏感。很多妈妈说，宝宝第一次含接时，乳头会有持续20—30秒的疼痛。这可能是乳头肌肉被牵拉而引起的疼痛，这种不适不会加剧，通常经过1周左右会缓解。

（2）要知道这样的不适，是不会导致乳头皮肤破损的。传统说法"新妈妈都是要经过几轮破皮—修复过程，这样乳头皮肤才会变得强韧，以后就不会痛了"，是不正确的。

（3）妈妈感觉乳头、乳房痛，或者腰酸、胳膊痛，通常是在提醒你：是不是因哺乳姿势而感到不舒服？是不是宝宝含接不恰当？是不是太久没有哺乳了？是不是好久没休息了？如果有，就要积极应对处理，若咬牙忍痛，很可能会使小问题更突出，最终让你过早放弃母乳喂养。

痛——是一个信号，提醒你可能需要帮助，千万不要咬牙坚持！

2. 给妈妈的应对建议

（1）早期乳头敏感是暂时的不适，妈妈可以采用"30秒"准则。一旦宝宝含接得很好，30秒左右后疼痛会逐渐消退，你可以放心地忽略它。

（2）若持续发生乳头疼痛，或哺乳后乳头变形，出现类似唇膏头部的形状，说明宝宝含乳太浅，你需要做一些调整，让宝宝张大嘴巴，含入足够多的乳头、乳晕组织。此时，你应该看到宝宝的嘴角开大呈钝角，嘴唇是外翻的。如果始终无法改善，则需要寻求专业的帮助。

（3）患乳腺炎，除了对症治疗、移出乳汁，休息——让你和你的乳房休息，也是至关重要的。

（4）寻找一个舒适的哺乳姿势，让身体的各个着力点都能得到支撑。

建立纯母乳喂养需要知识、信心和有效的支持

- "虽然我的乳头不那么完美，但宝宝能含住并吸吮乳汁，这真是太幸福了！"

哺乳妈妈的经验分享

宝妈的担心

从青春期起，我的乳头发育情况就不太好，有点扁平。结婚后，就很担心自己的母乳喂养问题，因为我太想给宝宝喂奶了。因此，在怀孕前，我去看了一趟红房子医院的母乳喂养专科门诊，以下是和专科护士的对话：

宝妈："我的乳头不好，可以喂奶吗？"

专科护士："不要太过于焦虑，因为怀孕了，乳房会再度发育，乳头也会变得更凸出。宝宝吃奶，不是仅含住乳头，还要含住乳晕，要对自己和宝宝有信心！"

宝妈的经验分享

确实如此，从怀孕初期起，我就觉得自己的乳房涨涨的，我看到自己的乳头开始逐渐变得"凸出"，我开始对自己的将来有了那么一点点信心。但还是有一些焦虑，因为和其他妈妈比，我的乳头貌似还是平了一点。

生完孩子，护士将宝宝放在我的胸口，我第一次亲密接触这个软软的小家伙。他/她的小手湿湿的，轻轻地碰触着我的乳房，他/她自己慢慢地朝着我乳头、乳晕的方向爬过来，当中停顿过几次，晃着自己的小脑袋。就在他/她接近乳头的时候，忽然，他/她仰起了头、张开了嘴，含住我的乳头和乳晕，然后，一口、两口……开始吸吮起来。

这太神奇了！护士说得对，宝宝的能力是"超强"的，虽然我的乳头不那么完美，但是他/她能含住。感到他/她在吸吮，我真是太幸福了！

豆妈的哺乳经历

豆妈因为乳头凹陷，深度怀疑自己喂奶的能力。生完孩子，她的喂奶的确遇到了问题：宝宝始终不肯含乳。当护士把宝宝放在我的胸前，宝宝把头移动到我的胸前，也只是张嘴舔了舔我的乳头、乳晕。哎，都是我的乳头条件不好，他/她才会这样的，都是我这个妈妈不好！

这时，我求助了医院的母乳喂养专科护士。她耐心地与我聊了聊产后的情况，又评估了一下我的乳房。经过讨论，她建议我可以暂时用一下乳头保护罩，将它紧密连接在我的乳头上，然后指导我帮助宝宝含乳。神奇的是，小宝贝居然开始吸吮我的乳房了，我觉得我的小家伙在用力吸吮。

专科护士还告诉我，使用乳头保护罩不比亲喂，可能会对泌乳有影响。她指导我在宝宝吸吮结束后，要用手挤奶或吸奶器刺激泌乳，如果宝宝有需要，还可以将挤出来的乳汁用小勺喂给宝宝。多亏了这位专科护士，产后住院期间，她每天都来看我和宝宝，帮助我监护宝宝的生长发育情况，鼓励我，给我信心！过了几天，我发现，在宝宝的努力下，我的乳头状况相比原来有所好转。现在，我的宝宝已经1个月了，我给宝宝哺乳时已经可以丢弃乳头保护罩，进行无缝亲密连接了，这样的感觉真棒！

哺乳妈妈的经历告诉我们——建立母乳喂养首先需要足够的信心。

豆妈的经验分享

乳头凹陷的妈妈是可以母乳喂养的，但是通常会遇到困难和沮丧。此时，妈妈一定要有信心，因为随着孕周的推进以及分娩后持续哺乳，乳头条件会随之改善。因此，妈妈千万要有耐心、有信心，切忌烦躁和自责。即使面临问题了，也不要沮丧，要寻求专业的帮助和家人的支持。我们一起努力，克服困难，母乳喂养并不难！

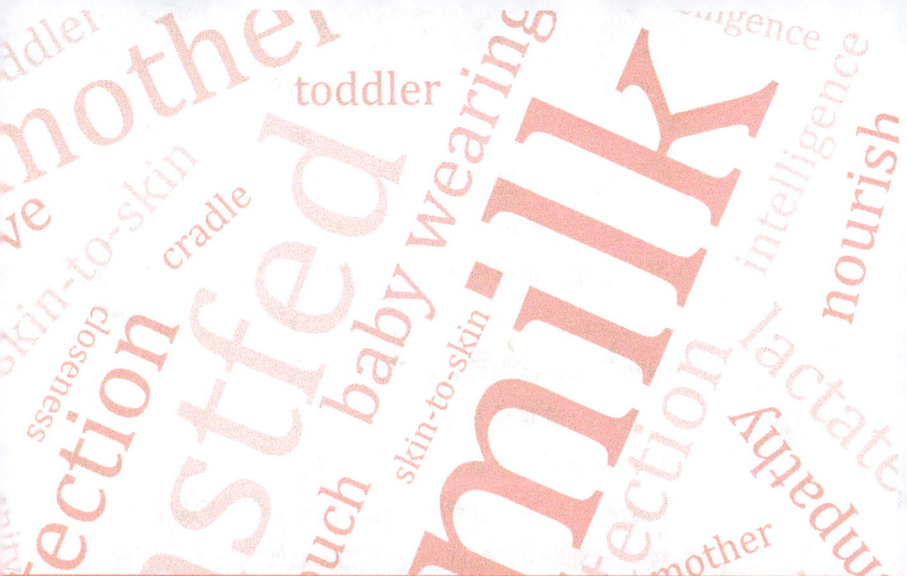

哺乳前准备

- 从心理、生理、家庭三方面做准备

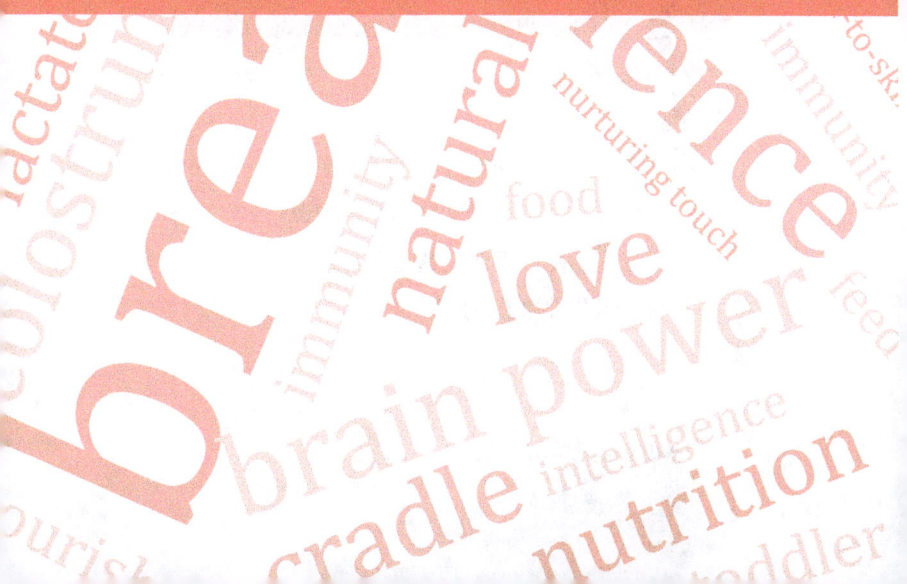

哺乳前，妈妈们需要从生理、心理、家庭三方面做准备

大多数女性在妊娠期间，就已经决定是否打算母乳喂养，但是很多决定母乳喂养的女性，她们不知道如何提前做好准备。很多妈妈以及她的家庭会为孩子准备好充满童趣的房间，会对于产前的阵痛和分娩做足思想上的准备，但却不清楚该为母乳喂养做些什么准备。其实，母乳喂养也是一门需要学习的技能。与学习所有新技能一样，母乳喂养前需要做准备，并进行一些学习和练习。这样，妈妈们会事先知道一些情况，并明白发生所有问题的前提是持续的母乳喂养，这能帮助你更快地处理棘手的问题，让你感觉更有信心，帮你度过最具挑战的产后最初几周。

一、孕期母乳喂养准备

1. 女性的乳房自怀孕开始就为泌乳做好了准备

怀孕期间，大多数女性都会出现乳房增大、乳晕颜色变深，甚至乳头变大等变化，这些都为宝宝出生后，寻找并含接乳房做好了准备。如果整个孕期，你的乳房都没有增大，你可能需要去医院进行乳房检查。一个产科医生或拥有丰富经验的国际认证哺乳顾问（IBCLC），或许会告诉你原因。

2. 建立自己的母乳喂养支持网络

接受学习和教育：看一本有关母乳喂养的书籍，或报名参加一个关于母乳喂养的培训课程，或选择一个支持母乳喂养的网络平台。这些都可以帮助你在哺乳期间，一旦发生问题时知道该如何应对，或者该如何及时寻求帮助。

3. 通过学习，在母乳喂养开始前应该先了解以下内容

（1）母乳喂养的优点。

（2）母乳喂养的第 1 天该期待些什么？

（3）产后最初几天的初乳，对宝宝的健康很重要。

孕期能回答这些问题，会让你的母乳喂养之旅更顺利！

（4）肌肤接触有助于母乳喂养的顺利开始。

（5）吸吮时，如果感觉乳头疼痛，就应该让宝宝重新含接。

（6）大概在产后第 3 天你会进入下奶期，会开始感觉到喷奶反射。

（7）母乳喂养应该是由宝宝主导的。

（8）了解宝宝想要吃奶的一些信号。

（9）当需要换边哺乳或者哺乳结束时，会给宝宝拍嗝。

（10）了解宝宝早期体重跌磅是正常情况。

（11）知道怎样判断宝宝得到了足够的乳汁。

（12）如果你有需要，要知道如何寻求帮助，千万不要拖延。

4. 提前准备好哺乳所需物资

（1）根据自己的需要，备好哺乳枕或靠垫数个，踏脚凳 1 个。

（2）至少有 2 个能够支持哺乳的文胸、溢乳垫。

（3）方便哺乳的哺乳衣，不需要太昂贵，纽扣最好是单手可以拉开并扣上的。

（4）准备一些冷冻豌豆或卷心菜叶，以便减轻乳房肿胀、疼痛、炎症时使用。

（5）另外，有些妈妈会根据需要备好吸奶器、母乳储存瓶或储存袋。当然这些并不是必需的，没有这些，问题也不大。

二、产后母乳喂养准备

1. 学会休息

当宝宝睡觉的时候，就提醒你也应该睡觉了，这绝对是正确的。休息对于一个新妈妈是必需的，千万不要为了其他的事情，比如会客、清洗等而耽误了睡觉。

2. 开始你们的母乳喂养之旅

　　结合你在孕期对母乳喂养知识的了解，伴随宝宝的成长，你会体会并了解什么是正常的情况。有条件的妈妈，可以带着宝宝一起和朋友聚会，尤其是那些同样在母乳喂养的妈妈，你们在一起可以互相交流哺乳体验和哺乳经验，那会让你心情愉悦、信心增强。

Part 2

神奇的乳汁

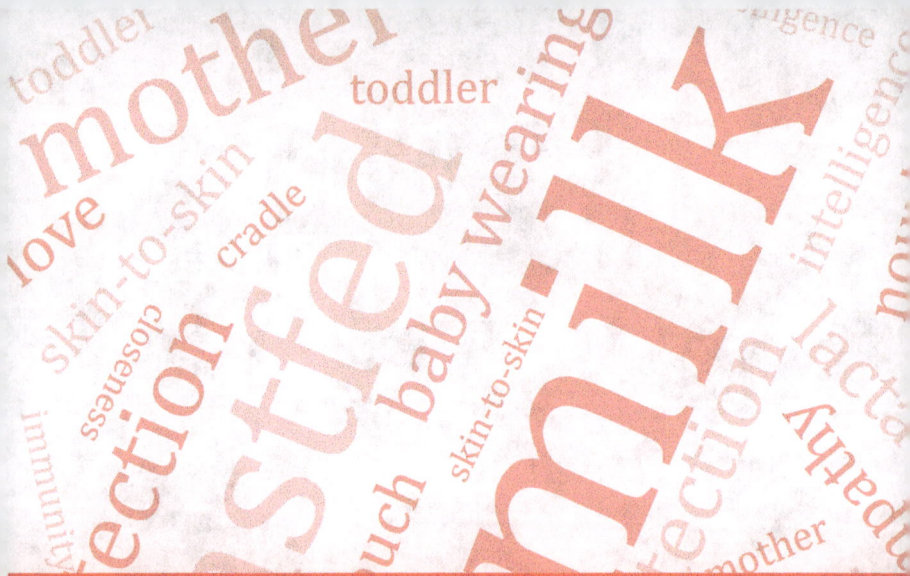

母乳喂养有多重要

· 坚持母乳喂养的 101 个理由

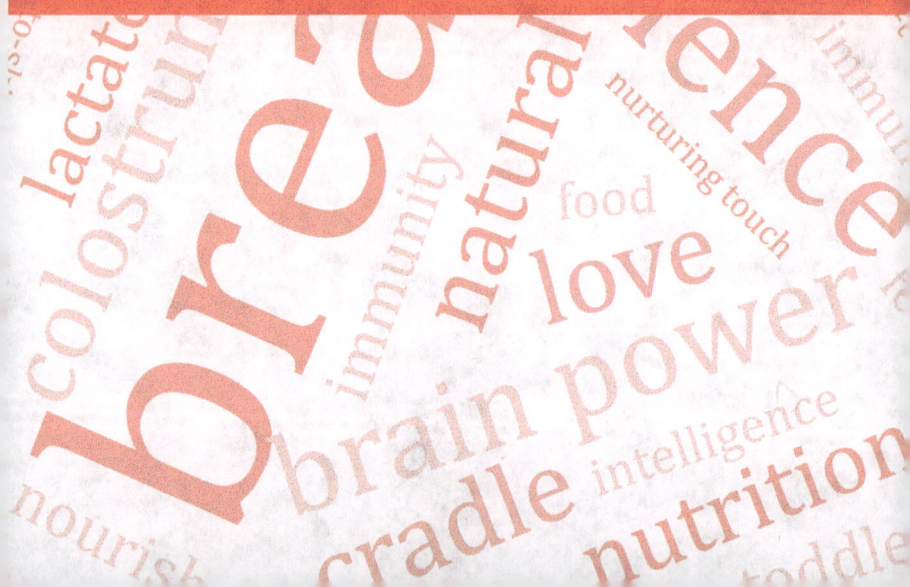

母乳喂养不仅是一种生活方式的选择，它还是对母婴双方都很重要的一个健康选择。世界卫生组织和联合国儿童基金会一致推荐：6个月内纯母乳喂养是最佳的婴儿喂养方式，婴儿添加辅食后，建议母亲们将母乳喂养持续到2岁或更长时间。美国妇产科医师学会在2016年2月新修改的"优化母乳喂养支持是妇产科医师一项重要的临床职责"的指南中，建议纯母乳喂养至少6个月，并在添加辅食的基础上坚持母乳喂养1年或以上，或按母婴意愿持续坚持母乳喂养。

一、对宝宝的好处

1. 增强宝宝的免疫力

母乳又被称为"白色的血液"。宝宝要从出生6个月开始才逐渐建立自己的免疫力，所以宝宝6个月内的免疫力除了孕期由母体带来（该作用随着宝宝年龄增长而减弱），另外一部分来自母乳。6个月后，在宝宝建立自身免疫力的同时，继续母乳喂养仍能提供宝宝免疫力来抵抗有害菌的侵袭。

2. 保护宝宝远离疾病

母乳喂养的宝宝患感冒、中耳炎、上呼吸道感染，甚至慢性疾病（如哮喘）的次数和严重程度都明显降低。母乳喂养的宝宝较少患腹泻、其他肠胃疾病、肺炎、脓毒病、脑膜炎，以及某些儿童癌症。

3. 宝宝更聪明

宝宝的大脑在出生后快速发育，1岁时，宝宝的脑容量是出生时的2倍；2岁时，脑容量是成人的80%。所以，2

岁以内的喂养方式对宝宝大脑的发育尤为重要。

研究表明，碳六烯酸（DHA）和花生四烯酸（AA）在宝宝的大脑发育中起着重要作用。母乳中含有帮助大脑发育的 DHA 和 AA，初乳中 DHA 和 AA 的浓度尤其高。

母乳中的乳糖对宝宝的脑组织发育也是非常重要的物质。研究表明，智商越高的哺乳动物，其乳汁中的乳糖含量越高，人乳中的乳糖含量是所有哺乳动物中最高的。

4. 宝宝肠道更健康

对新生宝宝来说，肠道还未完全发育好，潜在的过敏原会通过肠道进入血液，造成过敏或感染。母乳中含有一种叫 IgA 的免疫球蛋白，它会在宝宝的肠道上形成一层保护膜，阻止细菌和过敏原的侵袭。

母乳喂养的宝宝能更早建立稳定的肠道菌群，母乳宝宝肠道在出生第 4 天含有 47% 的双歧杆菌，奶粉宝宝仅为 15%。奶粉宝宝肠道中含有较多的腐坏细菌。

研究表明，宝宝的肠道和大脑之间有一个特殊的轴，肠道越健康，大脑越聪明。

5. 减少成年后罹患疾病的风险

母乳中含有配方奶中不会添加的胆固醇。研究表明，宝宝在婴儿时期摄入少量胆固醇，其成年后血液中的胆固醇含量反而会少于配方奶喂养的宝宝。因此，母乳喂养的宝宝罹患心脏病的风险会更低。

母乳中人胰岛素的含量比牛奶中牛胰岛素含量高；婴儿配方奶中胰岛素含量很低，甚至没有；母乳喂养不仅能降低幼儿糖尿病的发生风险，也对家族遗传性糖尿病起到一定的预防作用。

母乳喂养还能减少青少年肥胖的发生；母乳中富含Ω-3脂肪，同时，脂肪的含量会随着宝宝的生长需求发生变化；母乳喂养的宝宝会控制自己的摄入量，不会有过度摄入的困扰。

6. 其他

　　母乳喂养的宝宝有着较奶瓶喂养的宝宝更整齐的牙齿排列，因此母乳喂养的宝宝笑容更甜美。

　　母乳中的DHA除了让宝宝更聪明，还是视网膜的主要组成成分，因此母乳喂养的宝宝有更好的视力。

二、对妈妈的好处

　　母乳喂养有着"双赢"的效果，不仅仅对宝宝有着诸多的好处，同时哺乳妈妈也能从母乳喂养中受益。

1. 帮助产后恢复

　　有过哺乳经验的妈妈都知道，在宝宝吸吮乳房时，会感到一阵阵的宫缩，这是催产素的作用，可以帮助妈妈的子宫快速地恢复到孕前大小，同时促进恶露排出。

2. 更快减轻体重

　　根据研究显示，哺乳妈妈每制造100毫升的乳汁，平均能消耗60—70千卡（相当于293千焦）的热量，所以母乳妈妈能更快地减轻自身体重。

3. 减少妈妈患乳腺癌、卵巢癌等疾病的可能性

　　在哺乳的过程中，雌激素的水平较低，雌激素水平越低，越不容易刺激乳腺、卵巢等器官的组织生长，其癌变的

可能性也会越小。美国 Central State 医疗中心的艾丽西亚博士（Dr. Alicia Dermer）认为，育龄妇女母乳喂养 6 至 24 个月，能降低 11% 至 25% 患乳腺癌的概率，母乳喂养也能保护妇女预防卵巢癌和子宫癌的发生。

4. 发生骨质疏松的可能性减少

相关研究显示，没有哺乳过的女性日后患骨质疏松的可能性比哺乳过的妈妈大 4 倍。

5. 和宝宝更加亲密

母乳喂养不仅对妈妈的身体有益处，同时也是母婴间亲情的纽带。母乳喂养的时候，妈妈的母爱感受到最大的满足。母乳喂养让妈妈学会读懂和响应宝宝发出的信号，这不仅有助于宝宝的行为发展，同时能让妈妈更好地照顾自己的宝宝。

三、其他好处

1. 方便快捷

母乳不需要繁琐的冲泡过程，母乳是恒温的，不需要担心乳汁的温度。宝宝需要喝母乳时，妈妈可以随时随地哺乳，即使在公共场合，做好适当的遮挡工作，妈妈也可以方便地进行母乳喂养。

2. 减少花费

用配方奶喂养宝宝是一笔不小的开支，除去昂贵的奶粉，奶瓶、消毒工具也是一笔不小的费用。配方奶喂养的宝宝，在生病就医的花费上也远远高于母乳喂养的宝宝。所以，母乳喂养是一种最经济实惠、安全的喂养方式。

3. 减少污染

母乳喂养是对生态环境最无害的婴儿喂养方式。母乳不是由工厂生产包装的，因此不会加剧空气、水和土壤污染。母乳不需要用电和气来加热，也不需要清洗容器。母乳喂养不会产生废弃的瓶子、奶嘴和包装等垃圾，所以不会有垃圾处理的问题。

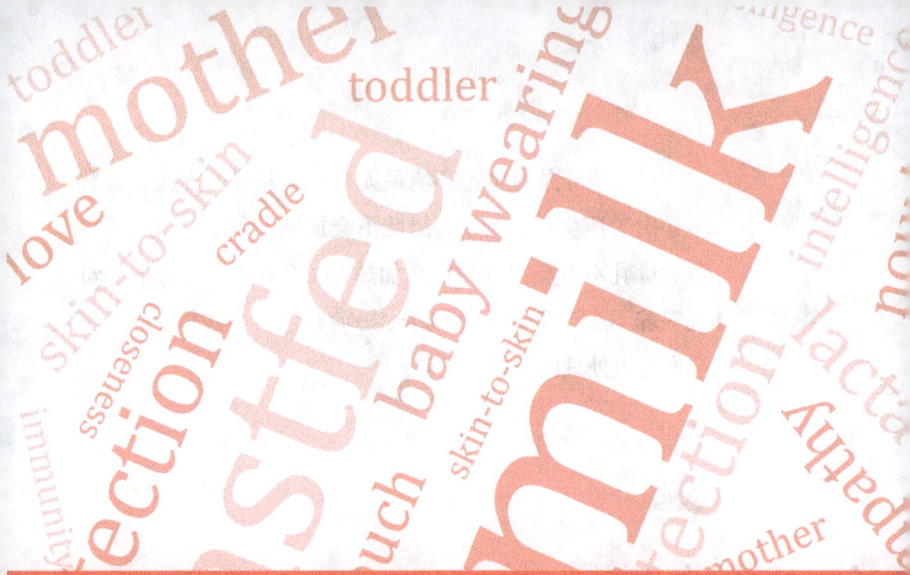

乳汁是如何产生和流出的

- 女性身体的奇妙，隐含了满满的"母爱"

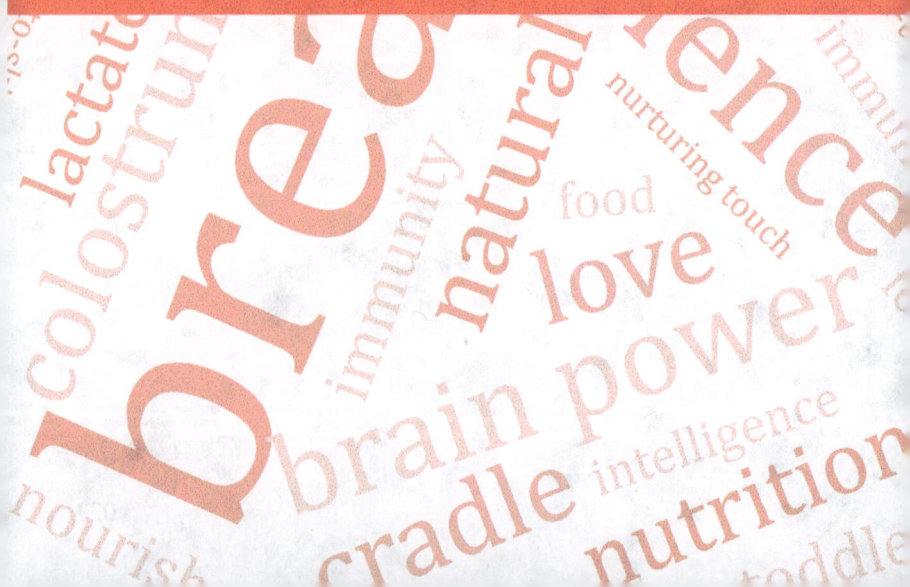

了解女性乳房是如何产生乳汁以及乳汁是如何顺利流出的，会让你感叹女性身体的奇妙，这其中隐含了满满的"母爱"。

一、女性乳房的外部结构（图1）

女性的乳房位于第二肋与第六肋间。乳房皮肤表面包含乳头、乳晕、蒙哥马利氏结节。蒙哥马利氏结节位于乳晕周围，它是皮脂、乳腺、汗腺导管的开口，能够分泌出一种物质，润滑和保护乳头，并且分泌物产生一种气味，帮助婴儿含接乳头。

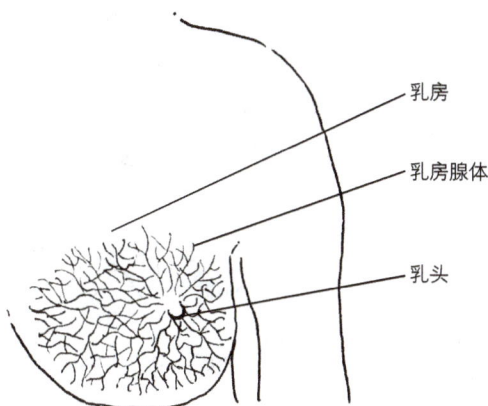

乳房

乳房腺体

乳头

图1 女性乳房的外部结构

二、女性乳房的内部解剖结构（图2）

女性乳房的哺乳系统就好比一棵大树，树叶——乳腺腺泡，产生乳汁；树枝——乳小管，输送由乳腺腺泡流出的乳汁；树干——四通八达的乳小管在乳晕下方汇聚成乳腺导管，在乳头处有5—10个开口；经由宝宝吸吮，乳汁流入宝宝的口腔。结缔组织、脂肪组织、血管、神经和淋巴起到支撑乳房的作用。

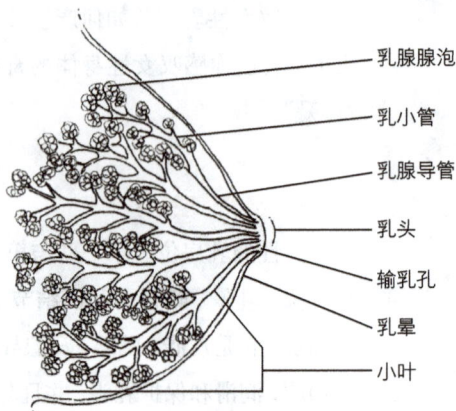

图 2　女性乳房的内部解剖结构

标签（从上到下）：乳腺腺泡、乳小管、乳腺导管、乳头、输乳孔、乳晕、小叶

女性的乳房内部结构还包含：乳腺腺泡（图 3），它是成熟乳腺组织的基本构成，是产生乳汁的分泌细胞；肌上皮细胞，围绕着乳腺腺泡，在脑垂体后叶分泌的催产素作用下收缩，引起乳汁喷射进入乳小管。

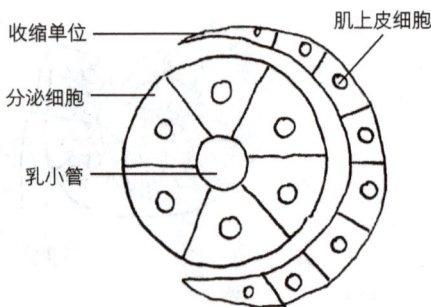

图 3　女性乳腺腺泡结构

标签：收缩单位、肌上皮细胞、分泌细胞、乳小管

三、乳汁的生成和移出

女性在孕中期（孕 16 周左右），乳房开始有合成乳汁的能力，此阶段由于胎盘孕激素的作用，乳汁不会大量分泌。而当宝宝出生后，随着胎盘的娩出，孕激素水平急剧下降，触发催乳素大量释放，乳房开始进入全能力产乳阶

段。当宝宝吸吮妈妈的乳房时，感觉（听觉、视觉、嗅觉等）会通过乳房传递到妈妈的大脑，促发泌乳素、催产素的释放，从而刺激乳汁的合成与分泌。

四、泌乳素的作用

脑垂体前叶分泌泌乳素，泌乳素起作用的时间略长，大约在一次哺乳的 30 分钟后产生并到达乳房，开始为下一次的哺乳做准备。

（1）泌乳素在夜间、吸吮时升高。

（2）早期频繁地吸吮，刺激乳腺泌乳素增加。

（3）与宝宝肌肤接触时，泌乳素水平更高。

五、催产素的作用

脑垂体后叶分泌催产素，催产素释放后很快进入血液循环。

（1）使乳腺腺泡周围的肌上皮细胞收缩。

（2）乳腺导管直径扩大。

（3）大量乳汁的流出（喷乳反射）。

除了泌乳素和催产素在乳汁的分泌和移出中起着至关重要的作用外，胰岛素、甲状腺素、皮质醇、生长因子都进一步促进了乳汁的合成。

乳房小的妈妈也会有足够的乳汁

即使一位女性的乳房很小，她也会有足够的乳汁！因为乳房大小基本由胸部脂肪多少来决定（图 4），无论乳房大小，女性乳房中腺体组织的数量是差不多的，都可以产生充足的奶水。**因此，乳房大小与其功能无关。**更何况每个妈妈在怀孕和哺乳期，腺体还会持续发育，妈妈们在孕期和哺乳期会觉得自己的乳房变涨、变饱满。

所以，乳房的大小与产奶能力及产乳总量无关。大部分拥有不同大小乳房的女性，都可以为宝宝制造足够的母乳。妈妈们只要根据宝宝的需求进行喂养，就可以产生充足的乳汁。

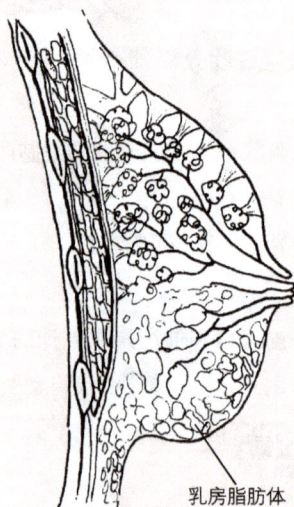

乳房脂肪体

图 4　女性的乳房

初乳——特别适合宝宝的营养浓缩液

• 给到宝宝的第一剂疫苗

一、什么是初乳

初乳是从怀孕中后期开始到产后头几天所分泌的乳汁，它帮助新生儿适应子宫外的生活。初乳呈黄色或橘黄色，性质黏稠。与成熟乳相比，初乳的乳糖、脂肪、水溶性维生素的含量较低；维生素 A 和维生素 E、蛋白质、类胡萝卜素、钠、锌、氯和钾的含量比较高。

二、初乳的量

初乳的量是与宝宝的胃容量完美匹配的（表 2）。

表 2　初乳的量与宝宝的胃容量

	第 1 天	第 3 天	第 5 天
初乳量（24 小时）	平均 37.1 毫升（7—122.5 毫升）	平均 408 毫升（98.3—775 毫升）	平均 705 毫升（425.5—876 毫升）
宝宝的胃容量	7 毫升	27 毫升	57 毫升

• 如果宝宝每天吸吮妈妈乳房 8—12 次，妈妈初乳的量完全能满足其需求。

三、初乳对宝宝的好处

（1）初乳有丰富的营养成分。与成熟乳相比，初乳的乳糖、脂肪、水溶性维生素的含量较低；维生素 A 和维生素 E、蛋白质、类胡萝卜素、钠、锌、氯和钾的含量比较高。

（2）初乳能增强宝宝的抵抗力。在产后 72 小时内的初乳中，免疫球蛋白 IgA 含量特别高，这是新生儿自身所没有的。免疫球蛋白 IgA 能保护宝宝最易遭细菌侵袭的部位，如咽喉黏膜、肺黏膜和肠黏膜等。

（3）初乳含有高浓度白细胞，这一具有保护作用的白细胞可消灭致病的细菌和病毒。

（4）初乳含有丰富的生长因子，能促进宝宝的生长。

（5）初乳具有润肠通便的作用。初乳中有丰富的寡糖，能帮助宝宝的肠道建立益生菌群，同时具有轻泻的作用，促进宝宝排胎粪，带出过量胆红素，从而减轻黄疸的发生。

（6）初乳可以预防宝宝的过敏现象。初乳对宝宝的胃肠道发挥着极其重要的作用。新生儿的肠道具有很大渗透性，初乳就像是给胃肠道加涂了一层膜，封堵了肠壁上的孔隙，从而防止外来物质侵入、防止异体蛋白导致的过敏。

催产素——爱的激素

· 帮助乳汁排出

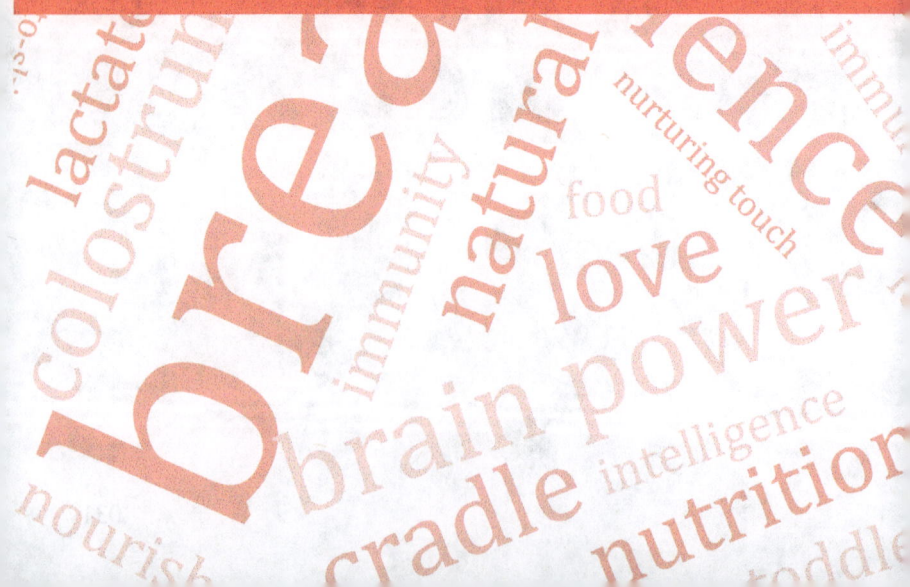

一、什么是催产素

英国生理学家亨利·戴尔（Henry H Dale）于1906年发现一种可以促进子宫收缩的激素，他将这种激素命名为"催产素"（oxytocin）。这个词来源于希腊语，意思为"快速生产"。所有的哺乳动物都会分泌催产素。对女性而言，催产素能在分娩时引发子宫收缩，刺激乳腺导管内的乳汁排出。

二、催产素的作用

1. 催产素对子宫的作用

分娩时，催产素让子宫收缩，帮助胎儿娩出。催产素对子宫有较强的促进收缩作用，但以妊娠子宫较为敏感。雌激素能增加子宫对催产素的敏感性，而孕激素则相反。

2. 催产素对乳腺的作用

宝宝吸吮时，母亲体内催产素升高，催产素作用于乳腺腺泡周围的肌上皮细胞收缩，使储存在乳腺细胞中的乳汁移出乳房。

3. 催产素对情感的作用

因为催产素代表爱和专一，国外有人将它的化学结构文在身上，代表自己对爱情的忠诚。有意思的是，催产素的作用并不仅限于人类，还作用于动物。[1]草原田鼠和山区田鼠在基因上很相近，但两种动物在对"婚姻"的态度上却大相径庭：草原田鼠遵循"一夫一妻制"，而山区田鼠则十分"朝三暮四"。研究发现，造成这种差异的主要原因是草原田鼠在交配时会分泌催产素，而催产素则会刺激多巴胺分泌。大脑"奖赏"中枢的催产素受体和多巴胺受体被同时激活，让草原田鼠产生对伴侣的偏好，使其"一夫一妻制"的配偶关系得以维持。而山区田鼠却因为没有这一系列反应机制，选择了群婚生活。[2]

4. 催产素对亲子关系建立的作用

母婴间肌肤接触时，婴儿的吸吮和母婴间的肌肤接触，能促进母亲内源性的催产素分泌。

妈妈们会有这样的喂奶经历：当宝宝在自己的怀里吸吮乳房时，妈妈们会发现，宝宝在吸一侧的乳房，另一只乳头就会流出乳汁来，妈妈们的子宫也会开始收缩，全身开始发热。有时，家人也会说，妈妈在喂奶时，看宝宝的眼神都会变得特别的温柔。也有研究表明，母乳喂养会在一定程度上降低妈妈产后罹患抑郁症的风险。

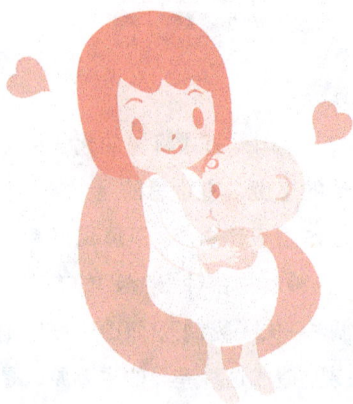

泌乳素——让人欢喜让人忧

- 帮助乳汁合成

一、什么是泌乳素

泌乳素是一种多肽激素，也叫催乳素（PRL），是脑垂体前叶分泌的。它的主要作用在于：刺激乳腺腺泡细胞合成乳汁。

二、泌乳素是如何生成的

在孕中后期，母亲体内的泌乳素就开始刺激乳腺细胞，轻轻挤压母亲的乳房，就会有透明、黏稠的初乳分泌。但是，由于在孕中后期，母亲体内高浓度的孕激素，会抑制乳汁的分泌，乳汁量产生很少，母亲们会发现挤压自己乳房，只能挤出几滴乳汁。直至胎盘娩出后，母亲体内孕激素下降，释放了对泌乳素的压制，母亲体内泌乳素水平开始上升。乳汁里的乳糖增加，奶水的渗透压增加，奶水分泌开始充沛，母亲自己感觉乳房饱满，这就是俗称的"下奶"。决定乳汁生成量的关键因素是乳汁的排出量——即婴儿吸吮越多，乳汁排出越多，乳汁生成越多。

当婴儿吸吮乳房时的刺激从乳房传入大脑，大脑基部的垂体前叶反应性地分泌泌乳素。泌乳素经由血液到达乳房，促使乳房中的泌乳细胞制造奶水。多数的泌乳素在婴儿吸吮后 30 分钟会到达血液，它使乳房为下一餐准备奶水。也就是说，当婴儿吸吮乳房 30 分钟后，乳房就会开始产生下一餐的奶水。因此，产后立即哺乳很重要。并且，如果婴儿吸吮母亲乳房越多、越频繁，乳房就会生产更多的奶水。相反，如果婴儿吸吮得越少，乳房制造奶水就较少。如果婴儿停止吸吮，乳房很快就停止生产奶水。

三、泌乳素的分泌是脉冲式的，一天之中就有很大的变化

（1）夜间泌乳素水平比较高。所以，夜间喂哺有助于母亲

奶水充沛。

（2）泌乳素可以帮助母亲放松，让母亲感到睡意。所以，宝宝吸吮，让妈妈体内泌乳素升高，母亲开始产生睡意，即使妈妈夜间哺乳，也可以得到充足休息。甚至，妈妈们会边睡边喂。

（3）与泌乳素有关的激素会抑制排卵，所以哺乳可以帮助母亲避孕。但妈妈必须是持续性哺乳，包括夜间哺乳。

四、如果非哺乳期的泌乳素偏高，应该引起重视

非哺乳期的泌乳素增高，也会引起某些疾病，比如月经不调、溢乳、骨质减少、视觉障碍、神经系统疾患、垂体功能减退、脑出血等疾病，要引起妈妈的重视。

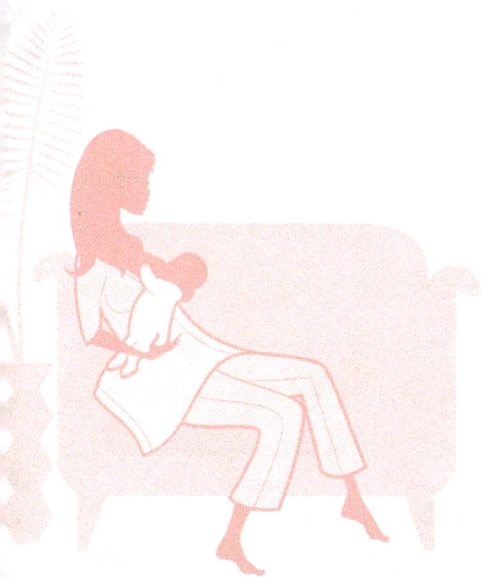

乳汁的成分

- 母乳中的成分就是那么特别，所有的细节都只为你的宝宝量身定制科学家们已经发现，人类的乳汁中有 200 多种成分，这些物质是如此的神奇，不仅本身具有多重角色，互相之间还以恰到好处的比例相互影响，以达到最佳的生物利用率。接下来就详细介绍人乳汁中的各种成分。

一、母乳中的脂肪

　　母乳中的脂肪能够提供给宝宝一半的能量。脂肪的含量与喂养频率相关，喂养间隔越长，乳房中脂肪的含量越高；与前乳、后乳相关，后乳中往往含有比较高的脂肪。母乳中还含有脂肪酶，能够将甘油三脂水解成游离脂肪酸和甘油。母乳喂养和奶粉喂养宝宝的血浆脂肪酸的组成不同，母乳中含有更多的长链不饱和脂肪酸，比如 DHA、AA。母乳中胆固醇高（10—20 毫克 / 分升），但是喝母乳长大的宝宝的血液胆固醇水平，却在成人期水平较一般人低，因此患冠心病的概率低。脂肪分解的脂肪酸和单甘油酯能够对抗某些病毒、肠道寄生虫（梨形鞭形虫和阿米巴原虫）。

二、母乳中的糖类

　　糖类在母乳中相对恒定，在成熟乳中含量大约为 7.0 毫克 / 分升，它不受母亲膳食的影响。婴儿所需能量的 40% 由糖类提供。母乳中的糖类能促进钙、铁的吸收和代谢，促进婴儿中枢神经系统的发育，同时它能促进双歧杆菌的生长，保护婴儿肠道。母乳中的糖类以乳糖为主，因此宝宝不容易患龋齿。产后初期，乳汁中乳糖含量迅速增加，通过渗透压作用使乳汁量大幅度增加，启动泌乳 II 期（产后 3—5 天大量乳汁生成）开始。

母乳中的糖类主要成分为乳糖。

1. 乳糖的作用

（1）乳糖帮助改善婴儿肠道环境

• 乳糖经分解消化后的最终产物是乳酸，在肠道产生酸性环境，增加了钙盐的溶解性，使更多的钙被吸收。

• 乳糖代谢产生的酸性环境促进双歧杆菌的生长，双歧杆菌代谢产生乳酸和醋酸，抑制了致病菌的生长，使婴儿减少肠道感染。

（2）乳糖帮助宝宝大脑发育

• 人类的宝宝，在大脑发育方面显著优于其他哺乳动物。奇妙的是，人乳中丰富的乳糖正好能够满足宝宝大脑飞速发育的需求。

（3）乳糖帮助增加乳汁量

• 乳糖可以增加乳汁中的渗透压，从而增加乳汁量。

• 胎盘娩出后 30—40 小时：

孕酮消退→血液中泌乳素水平升高→乳糖增加→水分增加→进入全能力产乳期，即泌乳 II 期（下奶期）

2. 婴儿体内消化分解乳糖的物质叫做乳糖酶

在人类的体内，有一种消化乳糖的酶，叫做乳糖酶，它可以帮助婴儿消化分解乳糖。随着宝宝长大，乳糖酶逐步减少。尤其在亚裔和非裔人群中，"乳糖不耐受"基本就是人类成年后的"正常"的状态。这是因为几乎所有的哺乳动物（除了人类），只有在幼年才喝奶，长大以后就不再喝奶了，尤其其他动物的乳汁。因此，哺乳动物只有在幼年时期体内才会产生乳糖酶，而长大后机体就失去了这个功能，因为不需要了。

母乳中的成分就是这么特别，所有的细节都只为你的宝宝量身定制。

而先天的乳糖酶缺乏是十分罕见的，在人群中发病率仅为 1/60000。此类婴儿需要特殊的、不含乳糖的婴儿配方奶。

因此，如果宝宝出现腹泻，妈妈们一定要带宝宝去咨询专业医生，千万不要因为婴儿腹泻就认为是"乳糖不耐受"，而轻易放弃母乳喂养。

三、母乳中的蛋白质

母乳中的蛋白质主要分为两大类：乳清蛋白与酪蛋白。

1. 乳清蛋白与酪蛋白在人乳汁中的比例（图 5）

初乳中乳清蛋白含量最高，占蛋白质总量的 90%，以后逐渐降低，在成熟乳中，两者的比例约为 60 : 40。

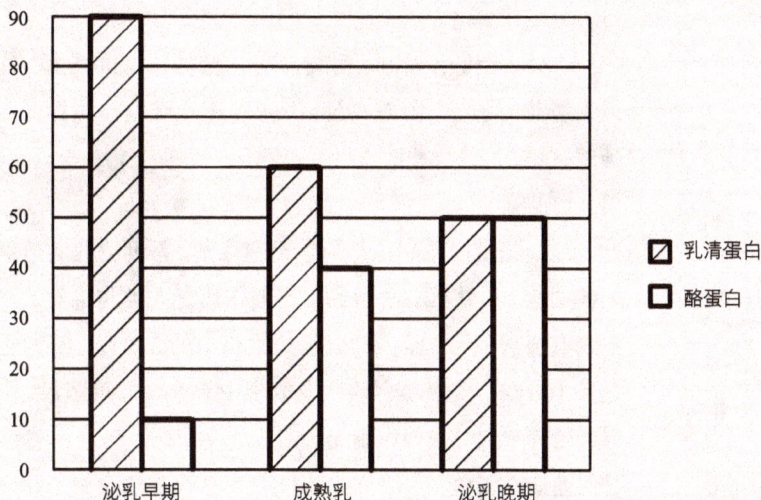

图 5　乳清蛋白与酪蛋白在乳汁中的比例

2. 酪蛋白的作用

酪蛋白主要为 β - 酪蛋白，在婴儿的胃中形成薄薄的凝乳，比较不容易消化，它具有对抗幽门螺杆菌的作用。

3. 乳清蛋白的作用

乳清蛋白容易消化，含有多种具有营养和生理功能的重要成分。

（1）α-乳清蛋白

相比较牛乳蛋白来说，α-乳清蛋白分子小，更易消化吸收。除此以外，它还可以帮助乳糖合成、矿物质的吸收、抗炎、抗肿瘤。

（2）乳铁蛋白

与细菌和微生物竞争铁，具有抗病毒和抗细菌的作用，铁浓度低也不利于肿瘤细胞的血管新生，具有抗肿瘤的作用。

（3）免疫球蛋白

以分泌型 IgA 存在，耐酸，不易受到蛋白酶的分解，能进入婴儿的肠道，附着在肠道上皮，阻止细菌与病毒入侵肠道黏膜。

（4）溶菌素

抑制肠道内致病菌与革兰氏阳性菌，帮助婴儿肠道益生菌的建立，并具有分解黏多糖的作用。人类与牛类的溶菌素有显著的不同，人类含量是牛奶中的 300 倍，活性也是其 100 倍。母乳喂养宝宝其粪便中有大量的溶菌素，配方奶喂养宝宝其粪便中则无。

（5）血清白蛋白

促进细胞的繁殖与分化，帮助肠道成熟，抑制轮状病毒。

四、母乳中的矿物质

各种矿物质在母乳中恒定，除了镁。母乳中的各种矿物质（除了镁）与母亲年龄、胎次、饮食，甚至补充剂无关，因为矿物质是受到母体血液中储存的影响。

1. 母乳中的铁

（1）铁的作用

铁对宝宝来说是很重要的微量元素。它参与血红蛋白的构成，参与氧的携带。如果宝宝缺铁，尤其是长期缺铁，会造成宝宝贫血，还会影响宝宝的免疫力和骨骼的发育。

铁是一种微量元素，各种动物奶水中铁的含量都非常少，铁在人乳汁中也不多，平均 0.5—1.0 毫克 / 升，但是它们之间有很重要的差异存在，那就是铁的吸收率。母乳中的铁被宝宝吸收得特别好，其吸收率是牛乳中的 5 倍之高（图 6）。

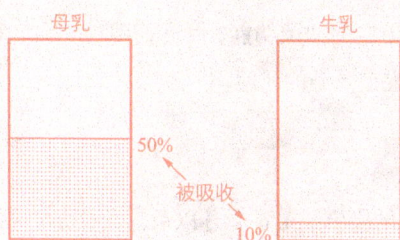

图 6　不同乳汁中铁的吸收率

（2）母乳中的铁被人体吸收得特别好的原因

• 母乳中的高乳糖及维生素 C 会帮助铁的吸收，50% 的铁可被吸收。

• 相比之下，牛奶之中的铁，只有 10% 被婴儿吸收。

• 使用鲜牛奶喂养，会引起婴儿贫血，必须避免。

• 目前，市面上婴儿奶粉里虽然都有添加铁，不过铁强化剂的配方奶只有 4% 的铁质被吸收。

▲ 妈妈关于"宝宝需不需要补铁"的疑问

1. 妈妈的担心："自己吃得少，有点贫血，会导致自己的乳汁营养不好，宝宝会贫血吗？"

其实，母乳喂养的婴儿很少缺铁，除非母亲是重度贫血，才会影响到乳汁中的铁含量，一般轻度或中度贫血都不会影响乳汁中的铁含量。

给一个正常的、健康的母乳喂养宝宝补充铁剂，反而会让宝宝容易受到感染。因为：

（1）乳汁中有一种蛋白质叫乳铁蛋白，它可以结合细菌细胞壁上的铁，从而导致细菌缺铁性坏死。

（2）如果给宝宝补充铁剂，多余的铁会结合乳汁中的乳铁蛋白，降低乳铁蛋白的抑菌功能，促进细菌（大肠杆菌）的繁殖，从而增加宝宝感染的风险。

2. 宝宝需要补铁吗？

纯母乳喂养的宝宝，在6个月以后需要添加含铁丰富的辅食。含铁丰富的辅食：有蛋黄、肝泥、动物血、芝麻，还有豆类、绿色蔬菜。

这是因为：

（1）母乳中的铁足够正常健康宝宝头6个月的需要。

（2）随着宝宝的生长，铁的需求量增加，而铁的储备量减少，完全喂哺母乳的宝宝，在6个月时应适当添加富含铁的辅食，以减少缺铁性贫血。

2. 母乳中的钙

母乳中钙浓度大约在 200—300 毫克 / 升，足以提供宝宝的需要。对头几个月大的宝宝研究显示，宝宝钙质的摄取量与其身高和骨质密度无关。另外，母亲饮食中所摄取的钙和母乳中钙浓度无明显相关，所以哺乳妈妈不需要额外补充钙质。哺乳期时，妈妈的骨密度下降，但离乳后骨密度增加，且较未哺乳的妈妈高。

3. 母乳中的钠

母乳中的钠在初乳中最高，以后逐渐降低，在母亲离乳时又会升高。有研究显示，母乳中的钠元素，在母亲得乳腺炎期间也会升高。这段时间的乳汁会感觉有些咸味。

4. 母乳中的锌

锌不足会引起婴儿皮肤病变和生长发育迟缓。虽然母乳中的锌含量不高，但是有最佳生物利用效率。母乳喂养的婴儿很少会缺锌。

5. 母乳中的镁

婴儿缺乏镁元素会发生低镁惊厥症，表现为宝宝眼角、口角和面肌抽动。低镁症主要发生在人工喂养的宝宝中。母乳喂养可避免婴儿低镁症。如果孕期长期使用硫酸镁的孕妇，在产后乳汁中镁含量高，停药后会逐步恢复正常。

五、母乳中的各类维生素

1. 水溶性维生素

母乳中水溶性维生素（B 族维生素和维生素 C）会受到母亲膳食的影响，对于一个极度营养不良的妇女来说，维生素的补充剂会改善乳汁中的维生素含量。但是对于一般妇女，即使偶尔少吃一顿或两顿饭，身体内的水溶性维生素也足够健康足月儿的需要，无须额外补充。

只有严格素食的母亲，不吃任何其他荤食（包括蛋类和奶类），乳汁里才会缺乏维生素 B_{12}，需要额外补充。

2. 脂溶性维生素

母乳中脂溶性维生素（维生素 A、维生素 D、维生素 E、维生素 K）受饮食影响较小，主要靠母亲体内的储存。

（1）母乳中的维生素 D

在胎儿期内积存的维生素 D 可以维持到 2 个月左右。维生素 D 存量低的妇女（如穿着衣物几乎覆盖全身者，或没有接触到任何阳光者），在怀孕时应多补充维生素 D 以确保胎儿的积存量。

母乳中维生素种类丰富，适合宝宝生长发育的需要。

母乳中的维生素 D，主要以 25-OH- 维生素 D 存在，正好是婴儿最适合利用类型。初乳中的维生素 D 含量比成熟乳高。

为增进婴儿体内维生素 D 的合成，视地域日照时间与婴儿包裹程度的不同，应给予婴儿适度的日照，否则胎儿期所储存的维生素 D，在 2 个月大时可能会不足。例如，处于纬度 39 度的婴儿，避开夏日正午的阳光，穿着一般衣物（只有头手露出）的婴儿每星期接受 2 小时日晒；仅穿尿布的婴儿每星期接受 30 分钟的日晒，就可以维持正常维生素 D 的浓度。肤色极深的哺乳婴儿，或者没有接触到足够日晒的婴儿可能需要补充口服维生素 D。

（2）母乳中的维生素 A

在发展中国家，儿童期缺乏维生素 A 会导致视盲症，并增加死亡率和感染率。延长母乳喂养期，即使是部分母乳喂养，也可以给发展中国家的儿童提供重要的维生素 A 来源。

（3）母乳中的维生素 E

维生素 E 是一种重要的抗氧化剂，其含量在初乳中丰富，比牛奶中充足。

（4）母乳中的维生素 K

缺少维生素 K，会有凝血问题，严重者会导致婴儿颅内出血。母乳中的维生素 K 一开始不多，等到婴儿摄入足够的乳汁，肠道产生足够的细菌，会合成婴儿体内足够的维生素 K。目前，每一个刚出生的新生儿，医院都会常规对新生儿肌注 1 毫克维生素 K，以预防婴儿体内维生素 K 的缺乏。

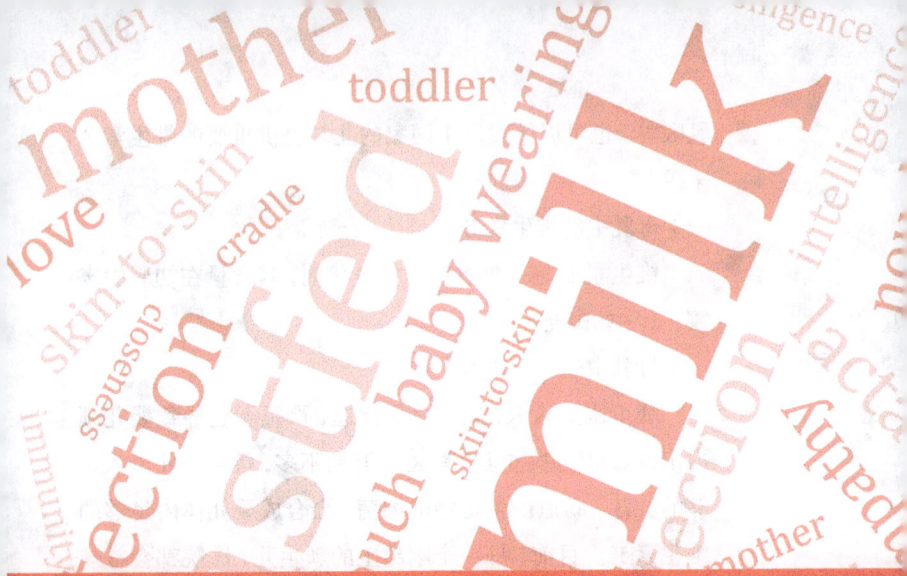

母乳会随着宝宝生长需要而发生改变

- 乳汁不是一成不变的

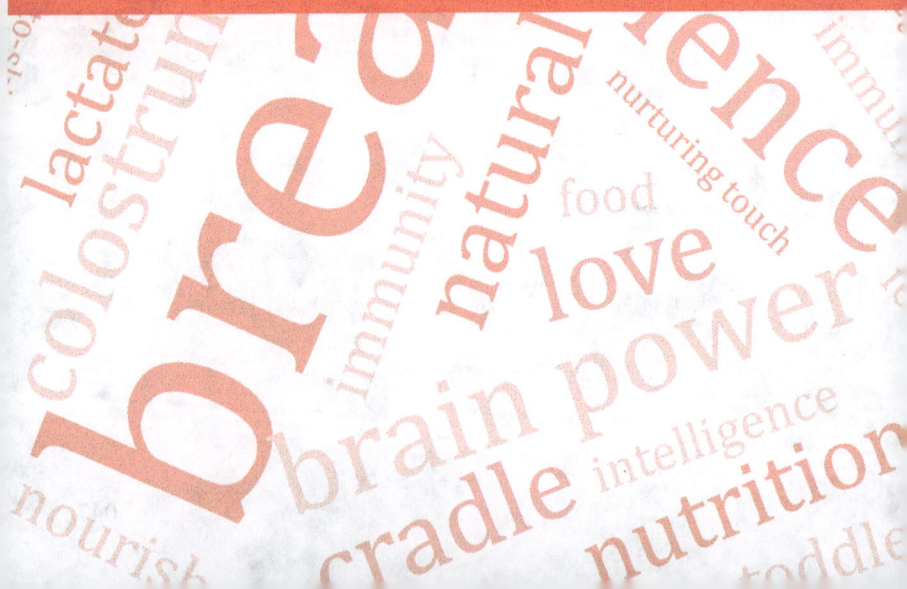

一、乳汁的产量变化

宝宝大了，对乳汁的需求量会增加吗？妈妈的奶量会不会不够？其实，宝宝出生后，随着他/她胃口的增加，奶量会急剧增多。经过1个月后，乳汁的产量会维持在一个相对平稳的水平（图7）。

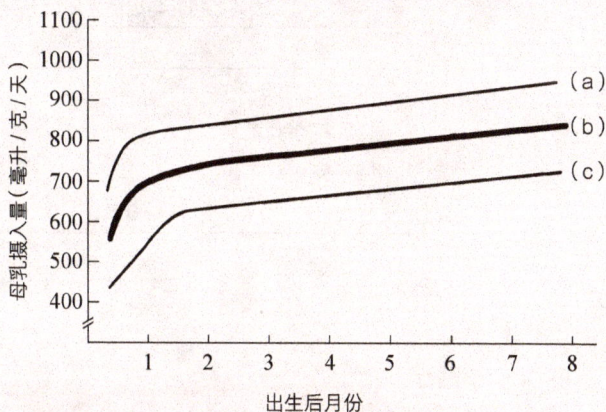

图7　乳汁的需求量变化[3]

曲线（b）表示平均每天的乳汁摄入量
曲线（a）和（c）表示正负一个标准差的浮动

随着婴儿月龄的增加，乳汁的利用效率也随之增高；婴儿每天平均每千克体重所需要的热量在下降（表3）。而婴儿出生第5个月，与出生第14天相比，婴儿每千克体重所需要的热量连一半都不到。

表3　婴儿每千克体重所需热量

出生后时间	每千克体重所需热量（单位：千焦）
第14天	535.0
第3个月	293.0—313.9
第5个月	261.6

二、乳汁的成分变化

1. 初乳和成熟乳成分的变化（表 4）

初乳中蛋白质、矿物质含量最高，以后逐步降低，而脂肪和乳糖含量逐步上升，这是符合宝宝不同生长发育阶段的需要。

表 4　初乳与成熟乳所含成分变化

成分	人初乳	人成熟乳
蛋白质（克/100 克）	2.7	0.9
脂肪（克/100 克）	2.9	3.8
乳糖（克/100 克）	5.3	7.0
矿物质（克/100 克）	500.0	200.0

在不同时期，乳汁成分的比例被自动调整以适合宝宝成长的需要。

IBCLC 小贴士

早产儿妈妈的母乳中的营养成分更高

早产儿妈妈的乳汁中含有的蛋白质和其他营养成分，要比足月儿妈妈乳汁中含有的成分更高。人乳中还含有脂肪酶（一种让宝宝更有效消化脂肪的酶），让宝宝更易吸收。早产儿妈妈的乳汁中含有更多的免疫物质，所以母乳喂养的早产儿感染概率低，而这种感染在用母乳替代品喂养的宝宝中很常见。当宝宝在其发展尚不成熟的免疫系统的过程中，妈妈的乳汁将为宝宝提供免疫保护。另外，人乳中的生长因子，还能帮助早产儿身体内各器官的发育成熟。

2. 婴儿1—2岁后，母乳中仍然含有很多营养成分（图8），而且溶菌酶会增高

1 岁以后，每 500 毫升母乳仍能提供宝宝一天所需的

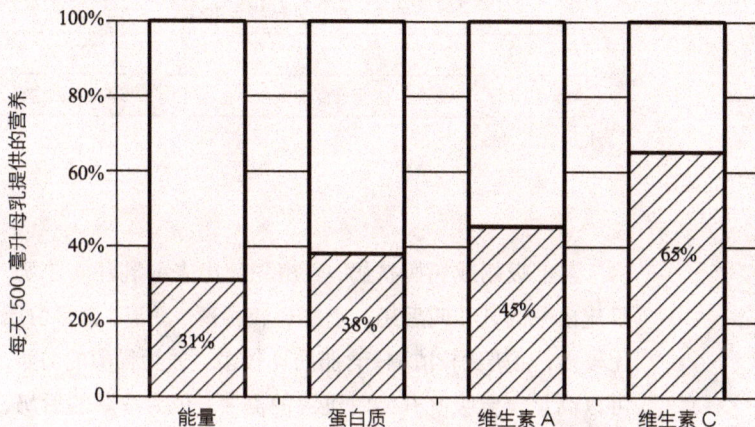

图8 婴儿1—2岁后母乳中所含的营养成分[4]

1/3 的热量和蛋白质，及部分的维生素。1 岁以后，因为宝宝的活动范围更广阔了，接触到的细菌和病毒更多了，母乳里的一种"杀菌物质"——溶菌酶含量会增加。

三、乳汁的颜色契合着宝宝多样的需求

乳汁的颜色有时并不是传统意义上的奶白色。宝宝经常吸吮到有颜色的乳汁，这与泌乳不同的阶段、前奶、后奶、母亲的饮食以及乳导管本身的状态有关。如果妈妈发现自己的乳汁"染色"了，不要惊慌，绝大部分情况下，这是正常的。一些食物，如维生素、药物、饮料都会使乳汁有颜色，但却没有害处。即使乳汁中含有少量的血液，也是无害的，并不影响宝宝的健康。

1. 与泌乳的不同阶段有关

初乳是澄清的、透明的，带有一点点黄色，随着天数的增加，乳汁逐步过渡到奶白色。这是因为伴随着宝宝生长的不同阶段，乳汁也会发生相应的变化（表 5），以配合宝宝的成长需要。

表5 产后乳汁颜色变化				
产后天数	3 天	7 天	25 天	84 天
乳汁颜色	浅黄	深一点的黄色	白色	深一点的白色

2. 与前奶和后奶有关

宝宝吸奶或妈妈挤奶，乳房先流出来的乳汁叫前奶，后流出来的乳汁叫后奶。前奶比较稀薄、澄清，含蛋白质比较多；后奶比较浓稠，含脂肪比较多。较为稀薄的前奶，可以满足宝宝吸吮开始时饥渴的需要；较为浓厚的后奶，可以满足宝宝吸吮后期能量的需要。

3. 与妈妈的饮食有关

有报告指出，汽水中含有红、黄色素，如果妈妈食用，会使奶水颜色呈现粉红—橘色间的色调。也有研究指出，绿色奶水与饮料中的绿色食用色素相关，或有可能是妈妈食用了海草类及一种海藻类锭剂（一种健康食品），或复合维生素。这说明，宝宝在和你吃"一样"的食物。

4. 与乳导管本身的状态有关

橘色或粉色的乳汁，是因为乳导管中的干血迹，被乳汁分泌时带出，被称做"锈色管道"。

乳导管良性肿瘤，会分泌出亮红色的乳汁。需要警惕的是，如果是乳癌，也会分泌血性乳汁，妈妈一旦发现了这种颜色的乳汁，一定要寻求专业的帮助。

其实，母乳不是一成不变的，它是动态的，它的变化很大程度上取决于不同阶段宝宝的需要。大自然就是这么的神奇，赋予人类宝宝生命的同时，也给宝宝带来了最适合的、最全面的、最自然的食物。

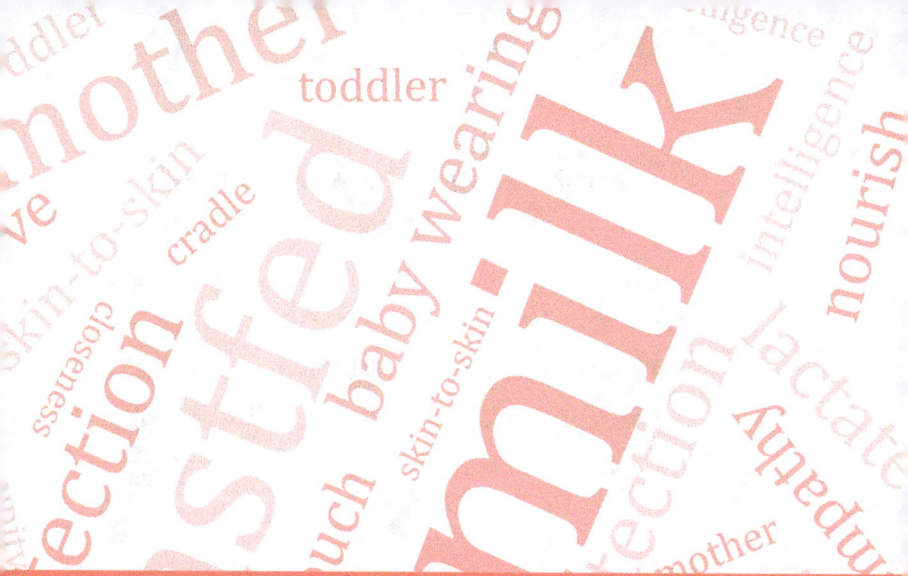

人工喂养带来的风险

- 正确认识配方奶——它只能是万不得以的选择

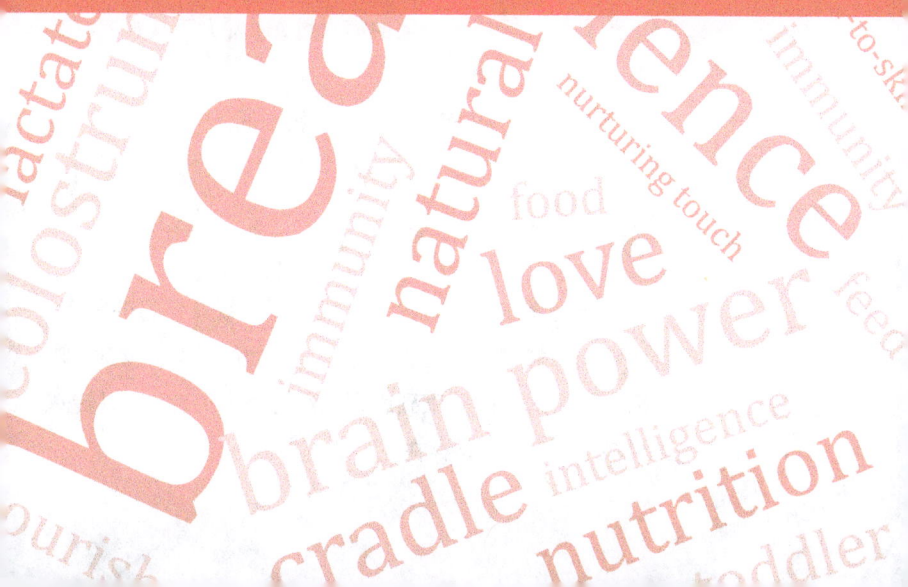

一、配方奶和母乳一样吗

配方奶和母乳唯一的相同点：两者都是液体。

母乳能给宝宝提供全面的营养支持，并满足宝宝不同时期的生长需求。母乳的成分比较复杂，已经被发现的成分有 200 多种，其各种成分对宝宝的生长发育起着支持和保护作用。配方奶的成分则比较单一，它不能保护宝宝远离疾病，也不能随着宝宝的生长变化其成分，只能满足宝宝的基本生长需求。

配方奶完全不能与母乳相提并论。

二、关于配方奶

（1）虽然各种品牌的配方奶一直在极力模仿母乳的成分，但无论怎么模仿，都不可能与母乳成分一样。

（2）有别于被称为"白色血液"的母乳，配方奶中不含有生物活性物质，配方奶中没有生长因子、激素、活性细胞、免疫因子等。

（3）配方奶中的营养物质的浓度通常高于母乳中的，其主要目的是为了弥补配方奶的低生物利用度。

（4）配方奶有一定的保存期限。

（5）配方奶上标明的宝宝的需求量，通常大于其真实的需求量。

（6）因为质量问题，经常有配方奶被召回。

三、配方奶喂养带来的风险

1. 奶粉本身的危害

（1）越来越多的转基因大豆和玉米用于婴儿奶粉的制作，这些转基因的材料可能会增加宝宝过敏的风险。同时，转基因食物对人类的健康到底有无危害尚无定论，所以转基因材料用于配方奶是存在风险的。

（2）配方奶中可能会有一些神经毒素能改变宝宝的行为模式。这些有毒物质会作用于大脑，比如牛奶中锰（Mn）的含量高于人乳中的10倍。锰是一种矿物质，有助于细胞获得能量，这是生命所必需的。但是，锰含量过高可能会导致情绪障碍，增加攻击行为。

（3）用来冲泡配方奶的水可能会受到污染。如今的水质也是令人困扰的问题之一，很多妈妈错误地认为选择高档进口的配方奶比较有保障，却不知用来冲泡配方奶的水也相当关键。水源中可能会存在农药残留、重金属超标、细菌超标等，这些都会对宝宝的健康造成一定的影响。

配方奶——你不可不知的一些事。

（4）配方奶本身并不是无菌的，如果细菌超标，可能会引起宝宝脑膜炎、坏死性小肠炎、败血症等。

（5）有些配方奶的营养成分不全面，可能会导致宝宝营养不良或者某种营养物质的缺乏。

（6）配方奶喂养容易导致宝宝过敏，特别是在出生的头几天给宝宝喂食配方奶，会大大增加宝宝过敏的风险。

（7）有些宝宝因为对配方奶中的蛋白质过敏，造成液体在宝宝的中耳后堆积，这些液体不仅会影响听力，还会造成中耳炎。

（8）配方奶喂养的宝宝智商可能会低于母乳喂养的宝宝，其发生青少年肥胖的机会远远大于母乳喂养的宝宝，成年后发生糖尿病、心脏病的风险也远大于母乳喂养的宝宝。

2. 喂养工具引起的危害

（1）某些有毒的材料可能会被用来制造奶瓶，比如双酚A用来制造聚碳酸酯塑料。双酚A树脂被用来制造清漆涂在金属食品罐内壁，比如奶粉罐。

（2）奶瓶喂养的宝宝发生烫伤的风险比较高。

（3）奶瓶喂养的宝宝可能会出现牙齿排列不整齐的现象。奶瓶喂养的宝宝通过舌头外吐的方式来控制流速，容易导致牙齿咬合不良。

（4）若奶瓶消毒不干净，容易造成宝宝消化道、呼吸道等部位感染。

3. 人工喂养对妈妈带来的危害

（1）如果不采用其他避孕措施，妈妈会快速地再次怀孕。

（2）妈妈日后患上乳腺癌、子宫癌、卵巢癌的风险增加，还会增加妈妈发生骨质疏松的概率。

（3）因为妈妈消耗减少，以及宝宝不能直接吸吮乳房，妈妈产后恢复会比较困难。

Part 3
开启母乳喂养自然之旅

带你认识生理性乳涨——远离"暴力开奶"

· 宝宝才是妈妈最好的"开奶师"

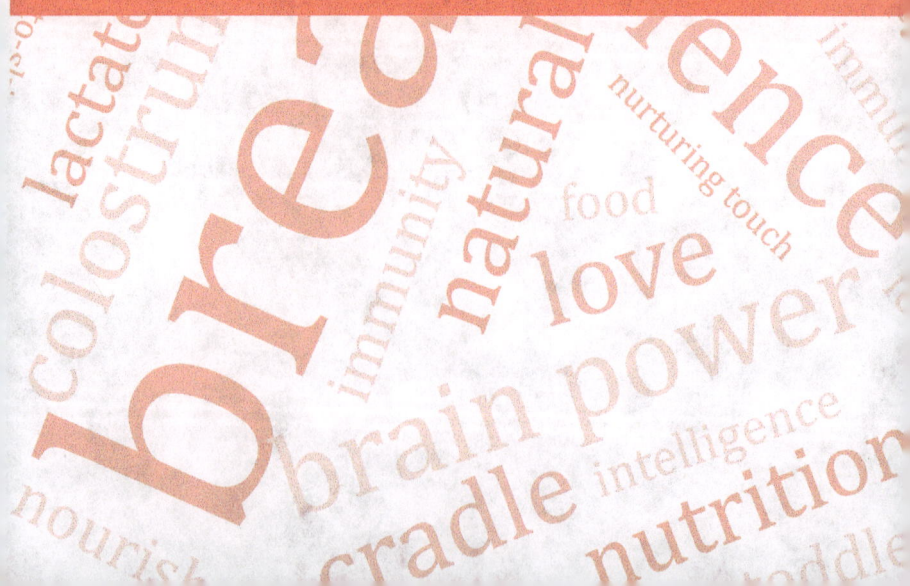

一、什么是生理性乳涨

生理性乳涨通常发生在宝宝出生后 3—4 天，受体内激素的影响，大量的血液和组织间液涌向乳房。同时，乳腺腺泡肿胀变大，造成乳腺导管受压，出奶比较缓慢，双侧乳房全乳肿胀，伴随或不伴随体温升高，此过程一般持续 48小时。

二、如何处理生理性乳涨

不是每个妈妈都会发生生理性乳涨，在宝宝出生后，要尽早地给宝宝早接触、早吸吮，以及在出生头几天频繁、有效地让宝宝吸吮妈妈的乳房，可以最大程度地避免乳涨的发生。一旦发生生理性乳涨，哺乳还是可以继续进行，同时妈妈们需要做好以下几点：

1. 频繁、有效地移出乳汁

在宝宝出生后，尽早让他 / 她频繁地吸吮妈妈的乳房，会降低生理性乳涨发生的概率。发生生理性乳涨时，应该更加频繁地让宝宝吸吮妈妈的乳房。但是，不是每个妈妈都能幸运地让宝宝直接吸吮自己的乳房。有些妈妈可能会碰到一些意外情况，比如母婴分离，或妈妈乳头凹陷，宝宝无法含接乳房。这时，妈妈可以手挤奶，或者使用医用级别的吸奶器挤出乳汁。

2. 冷敷乳房

很多妈妈会在冷敷和热敷之间纠结，我们建议只有在乳房自由漏奶（乳腺导管通畅）的情况下热敷，其他情况均采取冷敷的办法。生理性乳涨是乳房的水肿期，因为"热胀冷缩"的原理更需要冷敷，热敷会加重水肿。需要注意的是，仅仅是冷敷，而不是冰敷。冷敷可以选择冷毛巾、卷心菜、冰宝贴等，冷敷时须避开乳头和乳晕部位。

3. 坚决拒绝添加配方奶

临床工作中，我们经常发现许多妈妈，一方面忍受乳房胀痛的痛楚，一方面给宝宝添加配方奶，其理由是"乳房胀得这么厉害，宝宝肯定吸不出来"。不要忘记了，宝宝天生就是个"美食家"，宝宝的吸吮对于移出乳汁是最有效的。

4. 切记不可过分按摩

若发生乳房肿胀，一定要温柔地对待受伤的乳房，切忌暴力按摩！

这是很多妈妈所遭遇的经历，被"暴力开奶"的乳房像面团一样被人反复搓、揉、挤，很多妈妈觉得这个过程是个"噩梦"，比生孩子还疼，其实妈妈大可不必遭受这个疼痛。生理性乳涨其实就是乳房水肿的过程，过分地按摩会加重乳房的水肿，更严重的可能还会对乳腺组织造成伤害。

5. 反向按压使乳房变软

反向按压可以暂时地减缓乳房的肿胀，有些妈妈因为生理性水肿的原因，宝宝本来含接很好也可能会变得困难，这时可以通过反向按压，减轻乳晕部位水肿后顺利含接。具体方法如下（图9）：

（1）剪短指甲。

（2）手指放置在乳头的两侧，朝着胸腔方向施压，缓慢地数到50。

（3）乳晕的每个方向都应该按压到。

（4）用力均衡，避免疼痛。

（a）

（b）

（c）

（d）

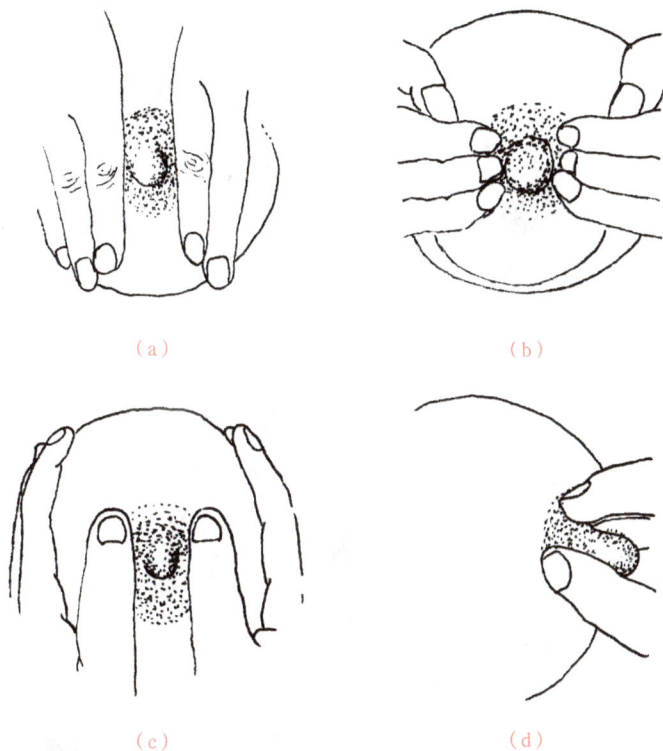

图9　生理性乳涨反向按压法

　　生理性乳涨的发生与体内的激素变化相关，有别于奶结，它是一个正常的生理性过程。让宝宝尽早频繁地吸吮，能有效预防生理性乳涨。一旦发生，切莫慌张，妈妈需要做的不是通过各种途径找"靠谱的开奶师"，最好的"开奶师"其实就是躺在你旁边的"小天使"。让他/她帮助你更多地吸吮乳房，在吸吮的间隙，配合冷敷，放松心情。48小时左右，乳涨的情况就能得到很好的缓解。

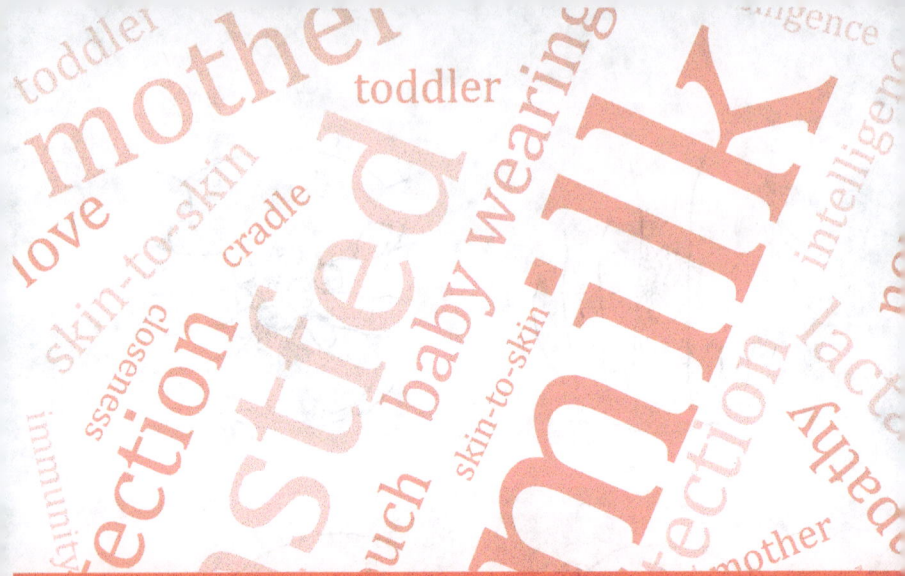

不要错过和宝宝的第一次亲密接触

· 肌肤接触时，相当于妈妈给宝宝提供了一个外子宫的环境

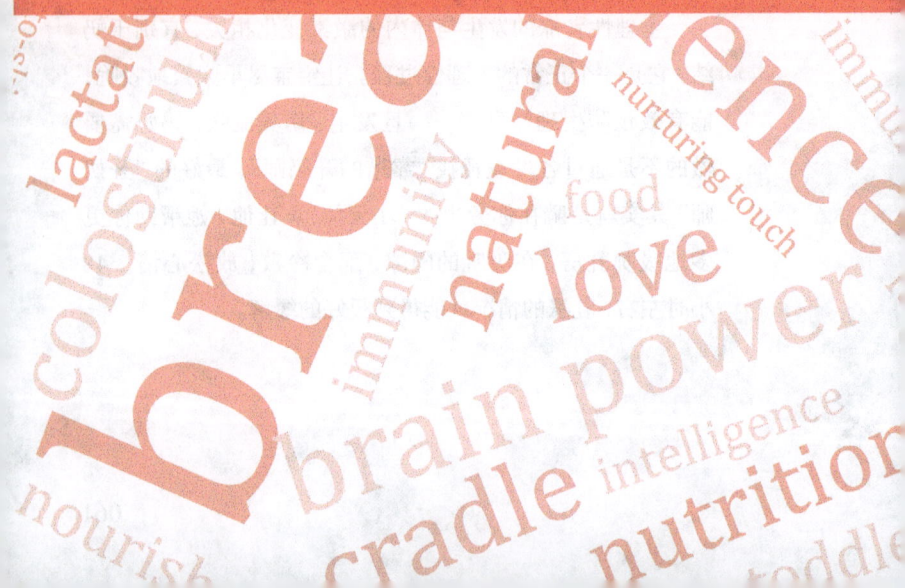

一、母乳喂养是如何开始的

　　母乳喂养可以说是母婴亲密关系的第一步，这种关系的建立可以从肌肤接触开始。许多妈妈发现，当心急地想把乳头塞到宝宝嘴里时，往往宝宝会很拒绝，哺乳并不顺利，这会很挫伤妈妈的信心。其实，可以把哺乳看做和宝宝共舞一曲。首先，要和"舞伴"相互熟悉、共同练习，才能和谐共舞，而肌肤接触便是母乳喂养这一旋律的第一步。

二、不要错过和宝宝的第一次亲密接触

　　当把一个刚刚出生的新生儿放在妈妈裸露的胸前时，就会发现本来哭吵的婴儿会一下子安静下来。在母亲温暖的怀抱中，他／她感受着妈妈的心跳、呼吸和皮肤的温度，探索着朝着目标（圆的、黑的乳头和乳晕）前进，直到最后慢慢爬到乳房上，顺利地含接乳房进行吸吮。宝宝可以完全依靠自己的能力爬行、找到目标并吸吮。这是多么神奇！

　　在第一次肌肤接触期间，妈妈无须匆忙地给宝宝喂奶，只需要集中精神注视着他／她、给他／她温柔的触摸、让他／她听到妈妈的声音。给宝宝一段时间，你们彼此熟悉后，哺乳会更顺利。

【知识链接】

▲ 什么是肌肤接触

　　肌肤接触（Skin-to-Skin Contact），是指宝宝从出生后便浑身裸露紧贴于妈妈胸前，这种肌肤相亲的方法又称袋鼠育儿法（Kangaroo Care）。

三、神奇的肌肤接触曾让早产儿在母亲怀中死而复生

据报道，在澳大利亚悉尼市的一家医院中，一位名叫凯特的妈妈早产生下了一对龙凤胎婴儿。胎儿仅27周大，女婴艾米莉侥幸存活了下来，但体重只有0.9千克的男婴杰米没有任何生命体征，经过20多分钟的紧急抢救后，医生终于放弃希望，宣告杰米已经"死亡"。

这让刚刚成为母亲的凯特悲痛欲绝，凯特回忆道："医生问我们是否给儿子取了名字，我说叫杰米。他转身抱着我的儿子过来，说'我们失去了杰米，他没能挺过来'。"悲痛的凯特怀抱着杰米做着最后的告别，"我解开包裹杰米的毯子，他是那么柔弱。我脱下自己的睡衣，把他抱在胸口，让他的头枕着我的胳膊，就这么抱着他。""他一动不动，我开始和他说话，告诉他，他叫什么名字，他有一个孪生姐妹，他出生后我们安排要做的事情。"杰米的爸爸也脱下衣服，把他抱在胸前，要留下最后的回忆。

2个小时的搂抱、抚摸、倾诉，杰米竟出现了生命的迹象，开始喘气。医生说，那只是普通的"反射性动作"。随后"死婴"杰米却动得更加厉害了，接着他竟恢复了呼吸，并奇迹般地张开眼睛，用小手抓住了母亲的手指！当凯特用手指蘸了些母乳喂他，杰米便吸进去了，然后呼吸变得规律了。生命的奇迹，让医生也觉得难以置信。医学专家相信，显然是母亲爱的拥抱让早产婴儿杰米奇迹般地恢复了体温和心跳。"袋鼠疗法"帮助母亲救了早产儿一命。

爱的拥抱，帮助母亲救了早产宝宝一命。

四、肌肤接触好处多多

大量的研究表明，这种宝宝与母亲肌肤相亲的方法，能够促进婴儿的各项生命体征稳定，使宝宝更健康，同时能够让母乳喂养的开始和持续更加顺利。

（1）在肌肤接触时，宝宝躺在妈妈温暖的怀抱中，会减少哭吵，从而减轻压力和耗能，这对早产儿尤为重要。

（2）肌肤接触会使宝宝的体温、呼吸、心率、血压、血氧、血糖更加稳定。医院里的暖床、宝宝紧紧裹着的"蜡烛包"，都不如宝宝和妈妈紧贴在一起时体温恒定。

（3）当宝宝腹部向下时，会促进本能的爬行，而当宝宝爬向并自主地含住乳房，其哺乳含接姿势最佳，可减少妈妈乳头疼痛的发生。

（4）在肌肤接触时，宝宝裸露的身体与妈妈皮肤直接接触，会获得和妈妈体内同样的益生菌，这被认为是预防过敏性疾病发生的重要因素。

（5）肌肤接触是宝宝和妈妈的一种交流，促进了亲子关系的建立。

（6）频繁的肌肤接触促进不设限制的母乳喂养，而乳汁频繁地流出能够使其分泌增加，从而使母亲能够达成纯母乳喂养的目标，而母乳喂养的持续时间也会更长。

（7）肌肤接触能够促进催产素的分泌，从而增加母亲的子宫收缩，减少产后出血。而催产素则能够促进乳汁流出。

（8）肌肤接触能够减少妈妈的焦虑，减少产后抑郁的发生。

（9）几乎所有的哺乳问题都可以先从肌肤接触着手。如发生乳房胀痛、乳头疼痛、宝宝不肯吸奶、乳汁分泌不足、宝宝体重增长缓慢等问题时，请妈妈先要多和宝宝进行肌肤接触。

五、怎样开始肌肤接触

（1）宝宝出生后，最初的肌肤接触要在医护人员的帮助下开始。

（2）让赤裸的宝宝（可以穿尿布或戴帽子）腹部紧贴在妈

妈裸露的胸前,进行皮肤对皮肤的接触,外面盖一条温暖的毯子或是将宝宝像小袋鼠一样兜在妈妈怀中(图10)。

(3)在肌肤接触时,如果宝宝表现出吃奶的迹象,如伸舌、舔手、吸吮动作、爬向乳房,妈妈可以帮助他/她在合适的位置开始吸吮。

注意:穿着衣服接触的不是"肌肤接触"。

(4)在妈妈清醒时,可以多和宝宝进行肌肤接触,没有时间限制。

(5)爸爸也可以与宝宝进行肌肤接触,因为只有宝宝的爸爸妈妈,才与自己的宝贝有着相同的菌群定植,这对于宝宝是益生菌,能够给他/她最初的免疫保护。

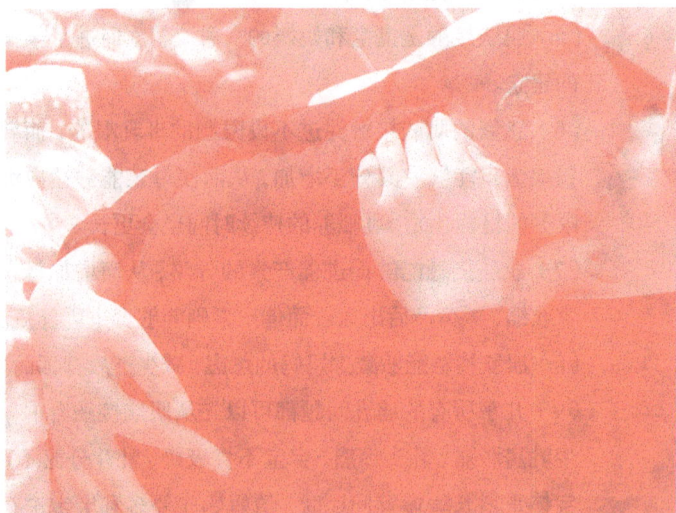

图10　妈妈与宝宝肌肤接触

六、肌肤接触时要注意什么

(1)在肌肤接触时,如果妈妈很疲惫,需要有家人陪伴,防止宝宝趴睡影响呼吸。

注意要保持宝宝呼吸通畅。

(2)在肌肤接触时,请注意妈妈身体是半躺或半坐位,让宝宝头偏一侧,以保持呼吸道通畅。

066

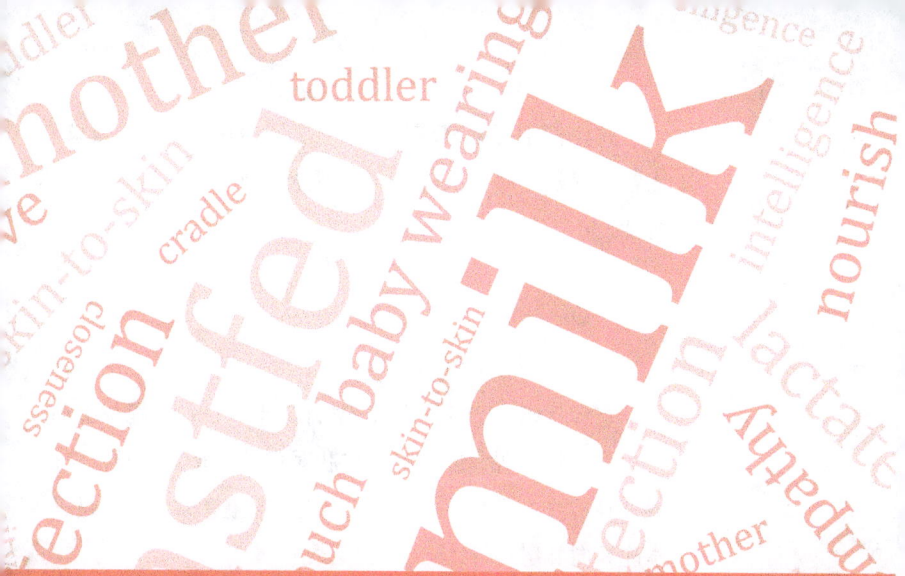

早接触、早吸吮、早开奶

· 建立母乳喂养的不二法则

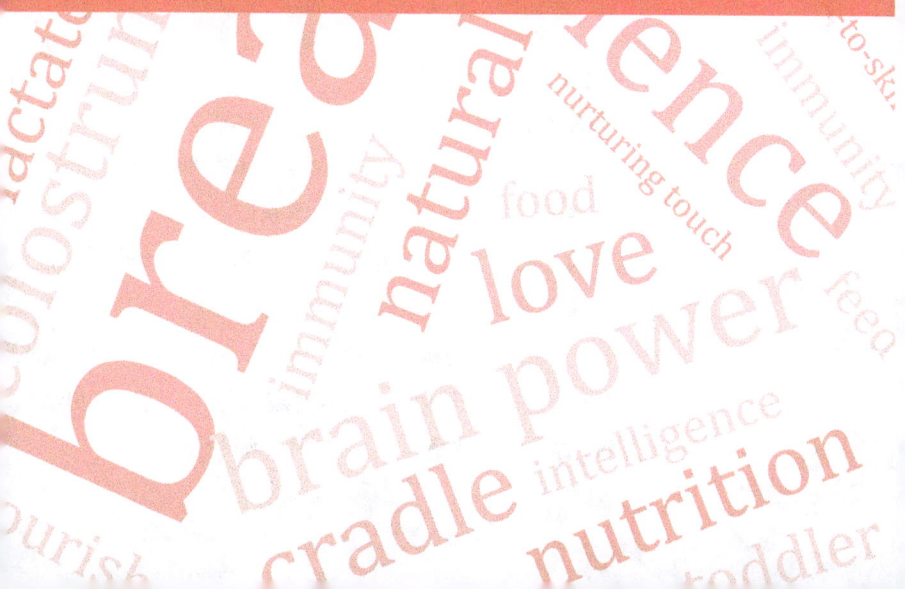

妈妈们很想喂好宝宝，希望能够尽快开奶，甚至请专人帮助开奶。那什么是"开奶"呢？开奶，即妈妈开始分泌乳汁，宝宝开始吸奶。

一、怎样才能开始有奶

1. 早接触

宝宝从妈妈产道娩出后，立即擦干后放在妈妈胸腹部，与妈妈赤裸相贴，进行直接皮肤对皮肤的接触，即肌肤接触。在前文中已提到，肌肤接触时，宝宝感知、熟悉妈妈，本能地向乳房爬行，最终自己含乳。

2. 早吸吮

产后 1 小时内开始第一次哺乳。肌肤接触时，宝宝会给你哺乳信号，如吸吮的动作、伸舌、舔嘴、触摸乳头、爬向乳房、张大嘴含乳等，这时只要温柔地鼓励他 / 她，帮助他 / 她在适当的位置，宝宝即开始最初的吸乳。宝宝吸到珍贵的初乳，同时也促进妈妈的子宫收缩、减少产后出血、促进子宫恢复。

3. 早开奶

妈妈从孕中期（孕 16 周左右）开始制造奶水，因为胎盘还未娩出，孕激素仍然表现为持续高峰，抑制乳汁分泌，所以乳头上并没有乳汁，或是在孕晚期有少量乳汁分泌。宝宝和胎盘娩出后，妈妈开始分泌初乳。宝宝频繁吸吮能够刺激妈妈脑垂体分泌催乳的两大重要激素——泌乳素和催产素，泌乳素帮助制造乳汁，催产素促进排出乳汁。**婴儿吸吮得越多，产生及排出的乳汁就会越多，所以不用请人开奶，你的宝宝就是你最好的"开奶师"！**

宝宝才是你最好的"开奶师"！

4. 哺乳姿势很重要

初次喂养时，建议妈妈请医务人员指导，确定宝宝采取了有效的哺乳及含接姿势，能够避免或减轻日后的哺乳问题，如乳头疼痛、乳房肿胀、喂养不足、乳汁分泌量少等问题。

二、剖宫产妈妈的母乳喂养

1. 麻醉药物会影响乳汁吗

剖宫产手术中常用的麻醉药物并不影响乳汁质量。你可以咨询医生，使用哺乳妈妈常用的止痛剂，并尽量减少应用剂量，这样可以避免宝宝昏昏欲睡。在哺乳初期，如果宝宝一直昏昏欲睡、很难唤醒，对母乳喂养的建立是一个很大的挑战（下一章节会详细介绍）。

2. 术后低烧怎么办

低烧在剖宫产术后最初的几天很常见，有些妈妈会使用抗生素，或因此造成母婴分离，其实，大多数抗生素与母乳喂养并不冲突。母婴分离时，要定时挤奶，以建立乳量。

3. 如何开始母乳喂养

当宝宝一回到妈妈身边，就尽早开始哺乳。研究显示，尽早建立母乳喂养，能够减少以后的哺乳困难及乳房肿胀的发生。因剖宫产术后，妈妈被限制体位、手臂上输液，这时需要医护人员帮助，采取合适的哺乳姿势。

妈妈要想加快乳汁的产生，宝宝的吸吮才是最有效的"秘方"。

如果宝宝需要在婴儿室观察，妈妈要在产后 6 小时内开始挤奶或泵乳，刺激乳汁产生，建立泌乳并收集初乳。

4. 采取何种体位哺乳

剖宫产后，感觉很难找到一个舒适的体位哺乳。当妈妈可以翻身时，可以采取半躺式哺乳、侧卧位哺乳或是半坐位橄榄球式哺乳。

术后找到合适的哺乳姿势，开始母乳喂养。

（1）**半躺式哺乳**。妈妈床头抬起，宝宝趴在妈妈胸腹部进行哺乳。用枕头、靠垫等支撑妈妈手臂，宝宝头偏向一侧。

（2）**侧卧位哺乳**。侧卧位时，用枕头、靠垫支撑妈妈背部，妈妈整个身体侧卧，手臂往上举（不要垫在宝宝头下），宝宝侧卧，身体紧靠妈妈，用毛巾包住宝宝的脚部，可以避免宝宝的小脚碰到妈妈的伤口。

（3）**半坐位橄榄球式哺乳**。可以将妈妈床头抬高，呈半坐位。宝宝夹在母亲手臂一侧的腋下，以枕头、靠垫支撑宝宝背部，妈妈手臂支托着宝宝肩颈部。许多妈妈感觉这种体位哺乳比较舒适，因像橄榄球一样的侧抱宝宝哺乳方式，避免了对剖宫产伤口的压迫。

5. 剖宫产手术会导致下奶延迟吗

因手术的妈妈许多时候是伴随病理原因，而术后制动、疼痛、出血、药物使用等因素，易造成乳汁分泌量下降、宝宝吸吮能力减弱。采取有效的措施，如早接触、早吸吮，采用有效的哺乳体位及姿势，频繁地母乳喂养，避免不适当的添加代乳品，能够帮助母乳喂养的建立，其乳汁产量与顺产妈妈并无差异。

别被初乳的量少吓怕

· 频繁哺乳就能够满足宝宝获得初乳的需求

一、产后头几天，还未下奶，是否会饿着宝宝

　　　　其实，经过整个孕期，孕妇的身体已经为母乳喂养做好了准备。早在孕 4 个月的时候，孕妇的乳房就开始生产初乳，为宝宝准备好了第一餐。

二、产后头几天，初乳的量为什么这么少

　　（1）初乳的量少是匹配宝宝出生头几天的胃容量的，毕竟出生第 1 天宝宝的胃容量只有 7 毫升左右，到了第 3 天，宝宝的胃容量也就 27 毫升左右。此时，宝宝并不需要大量的乳汁。

　　（2）初乳的量少正好匹配初生宝宝哺乳的需求。若用手挤，初乳一次能挤出的量很少，大约 0.6 毫升，但这个量正好是新生儿的吞咽量。那么，在第 1 天的一次哺乳中，一个足月宝宝若能吞咽 10 次，正好填饱了他 / 她的肚子。

　　（3）宝宝觅食的能力是与生俱来的，但是要协调好"吸吮—吞咽—呼吸"这一系列动作，还是需要学习和锻炼的。所以产后头几天，量少而黏稠的初乳正好给了宝宝学习的机会。

　　（4）初乳的量少正好也避免了妈妈一开始就发生供大于求的问题，给了妈妈和宝宝一个适应的时间。出生头几天，只要给宝宝频繁地哺乳（每天哺乳在 10 次以上），就能够满足宝宝获得初乳的需求，同时还能让妈妈和宝宝在频繁哺乳的过程中找到舒适的哺乳姿势，为后期建立良好的乳汁供应打下基础。

初乳的特点：色黄、黏稠、量少。

三、产后头几天，宝宝为什么需要频繁哺乳

　　　　这段时间，宝宝需要频繁哺乳是正常的，因为：

　　（1）宝宝的胃容量小，少量多餐是很正常的（每天至少需

要哺乳 8—12 次）。

（2）产后初期，乳汁的分泌是通过激素驱动的，频繁地吸吮就是为了刺激产妇的身体生产更多的乳汁，这对于调节产妇在未来 2—4 个月的乳汁供应量是很重要的。

IBCLC 小贴士

爸爸妈妈应学着了解最初几天的宝宝

新生儿是需要密集喂养的，就好像需要永无止境的持续喂养，这种情况更容易在生长爆发期出现。

在最初几天补充配方奶并不是明智之举，会增加宝宝发生乳头错觉的风险，破坏原始的肠道完整性，影响乳汁的供应。

应对需要频繁哺乳的情况，爸爸妈妈最需要做的就是确保能明白宝宝的反馈，能根据宝宝饥饿的迹象以及宝宝的暗示，来给予喂养和安抚。

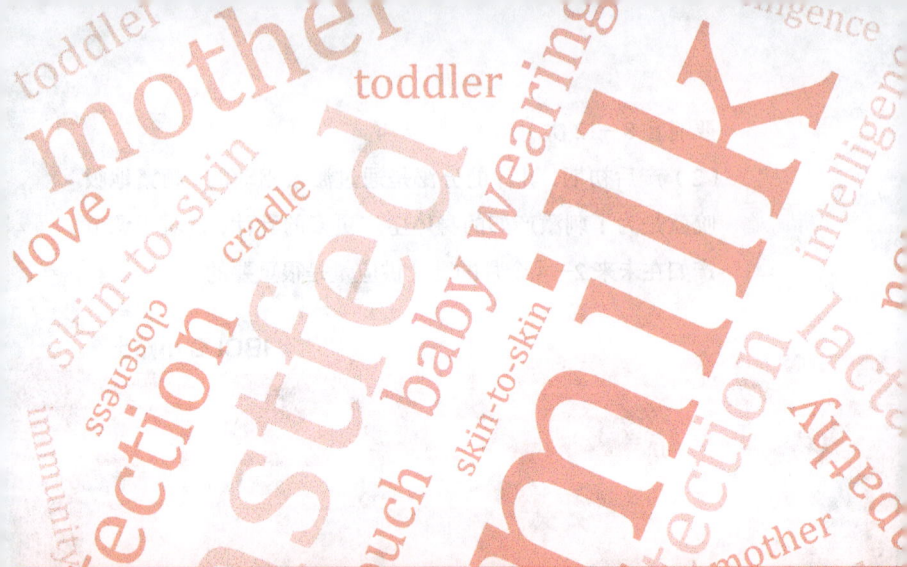

按需哺乳

· 建立以宝宝为主导的喂养模式

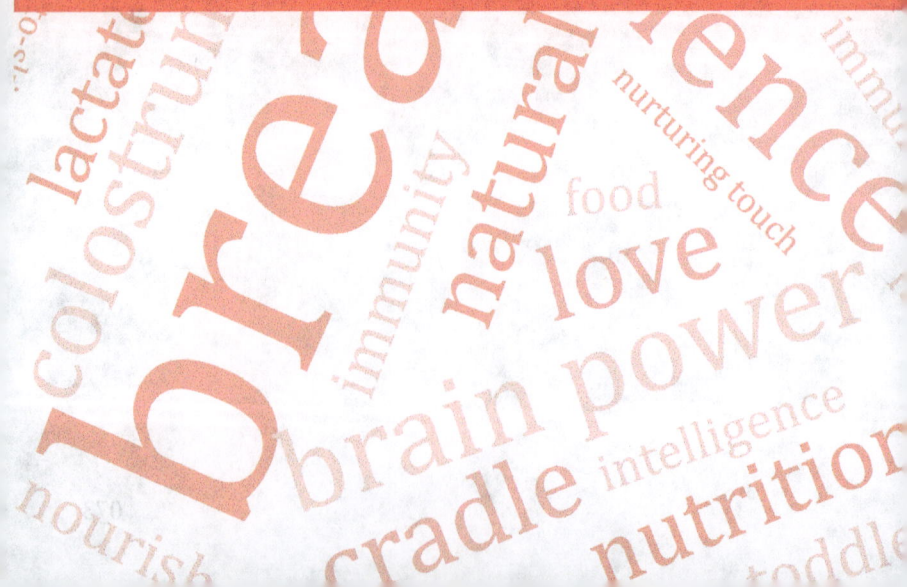

一、哺乳也是艺术，妈妈和宝宝都需要学习

母乳喂养是本能与技巧学习的结合，一些宝宝可以毫无障碍地开始吸吮乳房，而另一些宝宝在最初的母乳喂养时却非常困难。哺乳也是艺术，妈妈和宝宝都需要学习，需要时间、耐心和不断的练习，互相协调适应。

最初的母乳喂养，应在产后尽快开始。宝宝和妈妈早接触，方能尽早建立母乳喂养，促进宝宝吸吮初乳及排出胎便。有些妈妈会觉得最初的母乳喂养难以应付，这很正常，建立及保持母乳喂养对于每个妈妈及家庭来讲，都是一个新的挑战。

妈妈常常担心自己喂养宝宝是否正确，希望得到一个简单而又直接的答案来解决问题。但其实就如同每个宝宝成长发育不同，同样健康的宝宝，可能在不同阶段会走路、说话、长第一颗牙，所以哺乳的模式也都不一样。一个宝宝可能每 4 小时哺乳一次，另一个宝宝需要每小时哺乳，而两个宝宝的成长发育都很好。对于很多新妈妈的问题："我需要多长时间喂一次，每次要哺乳多久？""什么时候宝宝会停止夜间吸奶？""为什么我的宝宝吃奶的次数是朋友家宝宝的两倍？"等，**最诚实的回答是："这要看你的宝宝了，要按需哺乳"**。

按需哺乳，即满足妈妈的需要，以宝宝为主导的喂养。

二、以宝宝为主导的喂养

一个健康足月的宝宝，生下来就有自己调节进食的能力，他 / 她能够告诉爸爸妈妈什么时候该吃了、什么时候吃饱了。

限制哺乳的时间和次数，则会导致妈妈乳房胀痛及宝宝喂养不足。限制哺乳时间，会导致宝宝在还没有吃到后乳就换另一侧乳房，大量的前奶摄入，使宝宝胃肠道积聚

过量的乳糖，会产生类似肠绞痛症状，导致宝宝非常不舒服、烦躁。**限制哺乳的次数并不能预防乳头疼痛，哺乳姿势不正确才是引起乳头疼痛的常见原因。**

给宝宝每天至少 8—12 次的哺乳，有利于产后最初的奶量建立。

没有一个人吃饭是根据时钟完全规律地进食，多一分钟都不能再吃，需要放下碗筷。没有两个人进食的量和时间是完全相同的。军事化的、按照时钟训练宝宝进食模式是违反自然规律的（图 11）。

1. 频繁的、不设限的哺乳有助于最初的奶量建立

在最初的 1 个月，每天至少哺乳 8—12 次，许多妈妈多达 15 次以上，宝宝频繁不设限的吸吮，妈妈的乳量才能充足建立。

2. 父母要观察宝宝的哺乳信号，而不是眼睛盯着时钟机械化的哺乳

怎样才是正确的？什么时候喂宝宝？每次要喂多长时间？

——这要看你的宝宝了，而不是看时钟！

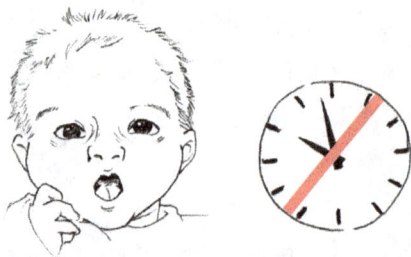

图 11　要按需哺乳而不是按钟哺乳

哺乳信号又称饥饿信号，指宝宝在饥饿、口渴或是需要乳房来安慰时发出的信号，这是宝宝的语言。哺乳信号，如宝宝扭动、紧闭的双眼快速转动、手举过头、吸吮动作（咂嘴、舔嘴唇，或是要含住嘴边的东西）（图 12）。哺乳信号可以在 20—30 分钟内出现几次，如果父母不予理睬，宝

宝最终会变得烦躁和哭泣。如果在宝宝大哭时开始哺乳，宝宝还在烦躁状态，会拒绝乳房，这时父母要进行安抚，等宝宝平静些再哺乳，但这样往往需要加倍的时间和精力才能开始哺乳。

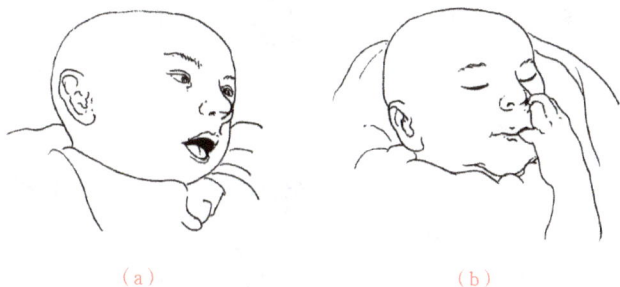

（a）　　　　　　　　　　（b）

图12　宝宝的哺乳信号

3. 哺乳完成时宝宝的表现

在哺乳结束时，宝宝会放开乳房，呈放松状态。如果宝宝只是吸了很短的时间，就放开乳房或是昏昏欲睡，妈妈可以给宝宝拍嗝或是脱去让宝宝感觉不舒适的衣服，重新在开始的那侧乳房上哺乳。

如果宝宝在一侧乳房上吸吮了很长时间，观察其吸吮模式，若是快速的、浅的吸吮（非营养性吸吮），妈妈可以将宝宝换到另一侧乳房哺乳。

尽管不是所有的妈妈哺乳时都需要用到两侧乳房，但还是鼓励妈妈在开始哺乳的阶段，让两侧乳房都得到吸吮刺激，以帮助两侧乳房的乳量建立。

根据宝宝的饥饿信号哺乳。

4. 根据"时钟"喂养，只在特殊情况下才有必要

有些时候，因为各种原因（如分娩时间过长，用了许多医疗措施干预、妈妈有合并症或是并发症、早产儿等）造成宝宝的吸吮能力弱、昏昏欲睡、含接乳房困难。出现上述情况，需要在喂养时唤醒宝宝，刺激吸吮。妈妈需要定时

唤醒宝宝哺乳，以保证宝宝的能量需求。

早产儿常常不能给出强烈的哺乳信号，不能有效地进行母乳喂养。妈妈需要朝着以下 3 个目标努力：**喂养好宝宝、保持乳汁产量、再到完全的乳房喂养**。妈妈要相信这只是暂时的，等宝宝接近足月时（预产期的日期），会突然变得能力充沛，频繁吸奶。

三、满足妈妈的需要

有些妈妈因为乳房小，无法储存更多的乳汁，需要频繁地喂奶。建议妈妈在夜间唤醒宝宝频繁吃奶，这样能够使宝宝吃得饱，同时乳汁量保持充足。

夜间哺乳很重要。

妈妈感觉乳涨时，也要唤醒宝宝，引导他 / 她吸奶。妈妈在夜间泌乳素分泌达到高峰，乳汁分泌量多，做好夜间哺乳能够预防以后的乳房胀痛及乳腺炎的发生。

产后最初的 1 个月左右，是妈妈的乳量调整期。在这个阶段，如果妈妈们能够根据自己的情况及宝宝的需要进行哺乳，哺乳模式及乳量会良好地建立起来。许多妈妈发生乳量过少或乳量过多的主要原因是，没有做到按需哺乳。

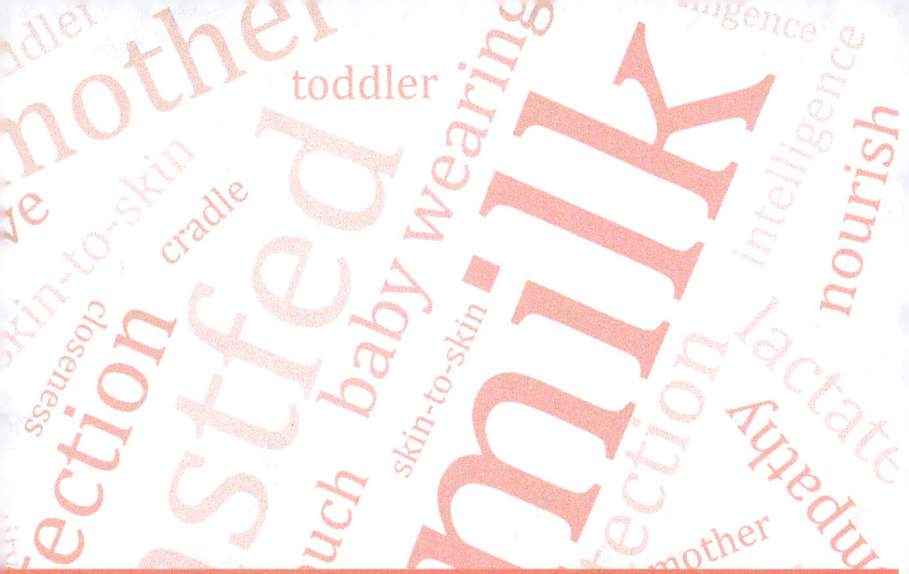

宝宝为什么半夜会醒

· 正确对待婴儿的夜间行为

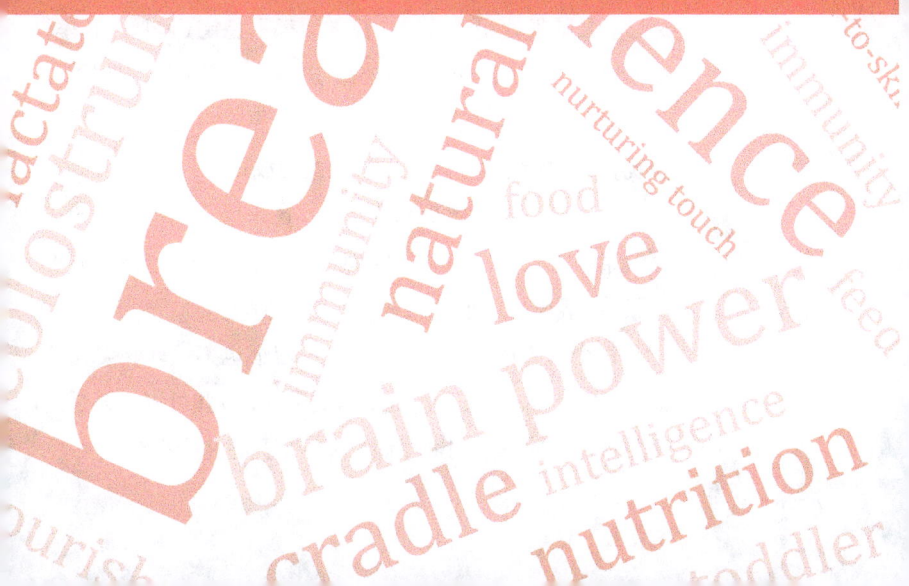

你可能听说婴儿大部分时间都在睡觉，你可能听说"睡得像个婴儿"，就以为宝宝应该是整夜睡眠的。可是当宝宝出生后，整夜频繁醒来、哭吵，不断需要喂奶、搂抱、安抚，这种全新的"夜生活"让新手父母感到措手不及，睡眠不足、筋疲力尽。

一、婴儿为何会在晚上频繁地醒来

（1）这是婴儿正常的睡眠模式。越小的婴儿，浅睡眠比例越大，这也更有利于婴儿脑神经的发育。

（2）婴儿的睡眠周期相比成人更短。一旦醒来，进入下一个睡眠周期就容易烦躁和哭闹。

（3）对于小婴儿来说，长时间的深度睡眠是不正常，也不安全的。宝宝要能够在饿的时候、在不舒服的时候呼唤妈妈，而不是沉沉地睡去。婴儿容易在睡眠中醒来，能够预防婴儿猝死综合征（SIDS）的发生。婴儿猝死综合征是指婴儿在沉睡中突然地意外死亡，其原因是婴儿的大脑对呼吸问题不能很好地作出反应。

婴儿夜间醒来，需要夜间哺乳是正常的。

（4）相比于其他动物，人类的婴儿不能很快地独立行走和进食，大脑发育更不完全，各方面都不稳定（呼吸、心率、体温等），需要安全地与妈妈亲密接触，得到密切的照护。

（5）夜间频繁地醒来，能够使宝宝有更多机会哺乳和得到安抚，被更好地喂养才能促进婴儿的成长。

（6）夜间时的泌乳素分泌量最高，这是促进乳汁生产的重要激素。如果宝宝夜间长时间地睡眠而不吸奶，会造成乳房胀满、乳腺炎、乳汁产量下降等问题发生。

（7）每个宝宝的个性不同，其睡眠习惯也不一样。婴儿的正常睡眠范围很广，同样是健康的婴儿，有些可以一天累计睡眠时间超过19个小时，而另一些却只睡9个小时。

（8）婴儿的胃容量很小，母乳很容易消化和吸收，正好匹配婴儿细小的胃容量。相比其他代乳品，母乳喂养的婴儿往往需要更多、更加频繁地喂哺。

二、是否要进行睡眠训练

1. 军事化的训练宝宝规律睡眠并不可取

有人建议给宝宝进行睡眠训练、定时喂养，认为这样可以给宝宝养成规律的生活方式，但这种军事化的训练并不适合婴儿。大量研究证实，父母对用这种方式培养的婴儿所发出的信号不再敏感，因而忽略了宝宝的各种需求。我们要寻求一种健康的睡眠方式，而不是让宝宝哭着睡着，这样培养的孩子会对周围环境缺乏信任。

2. 做你认为对的事

没有一种方法适应每一个婴儿或是每一个家庭，你需要根据自己的家庭情况进行灵活调整，而不是去坚持某个规律、去训练控制自己的孩子。如果目前的哺育方式不适合你的家庭，可以调整一下养育模式，使之能够更好地满足宝宝的需求和家长的休息。

三、怎样才能在满足婴儿需求的同时又能保证妈妈休息

（1）研究发现，与宝宝同睡的纯母乳喂养妈妈的睡眠时间更多。当宝宝睡在妈妈旁边时，孩子在快醒的时候母亲只要伸手安慰下或者进行哺乳，两个人就能够很快再进入睡眠。而当宝宝和妈妈分开时，宝宝和妈妈都需要彻底清醒，这种情况下再入睡需要更长的时间。

（2）新手妈妈都会有一阵子睡眠不足，可以采取一些方法帮助妈妈顺利度过。

• 与宝宝同步，拥有共同的睡眠周期。妈妈可以在一边喂

奶时，一边吃些东西。在宝宝睡觉时，和他／她一起睡觉，即使是在白天，即使你有一堆的事情还没做。要避免疲劳，其他的事情先放放，正如本书的开篇诗歌所说。

• 注意营养，补充水分。健康均衡的营养，适量的饮水，能够让身体恢复能量，对抗疲劳。

• 不要做女强人，积极寻求帮助。可以找人来做做家务，可以请探望你的人带一些简单、营养的食物等。

• 白天尽可能地多喂奶。许多宝宝在最初会昼夜不分，白天睡觉，而夜晚却特别精神；或是一些大点的宝宝白天精力充沛地玩耍，夜晚则拼命地吃奶以补充白天的喂养不足。所以，妈妈要在白天多喂，制造安静的环境让宝宝安心吃奶，晚上妈妈睡前要再加喂一次。

• 增加宝宝的外出活动，让夜间睡眠更好。

• 请家人或雇人来带宝宝一段时间，可以让你有几段不受打扰的睡眠时间。

IBCLC 小贴士

如何与宝宝安全共眠

爸爸妈妈想和宝宝睡在一起，可又担心是否不安全。纯母乳喂养的宝宝与父母同睡发生危险的概率极小。下面的一些预防措施，可以让父母安全地与宝宝共眠：

1. 宝宝是纯母乳喂养。

2. 宝宝睡觉时脸朝上仰卧位，而不是趴睡。

3. 同睡时，宝宝睡在靠近妈妈身边，而不是睡在大宝旁边或是睡在父母当中。

4. 用护栏、椅子等围好床边，防止婴儿从床上滚下。

5. 如果妈妈服用药物、饮酒、吸烟，不要和宝宝同睡。

6. 不要和宝宝睡在软的床垫、水床、沙发、睡袋、躺椅上。

7. 避免婴儿会卷入表面柔软的东西，如婴儿手上扬会将上方的毯子、枕头遮住自己的脸，造成窒息风险。

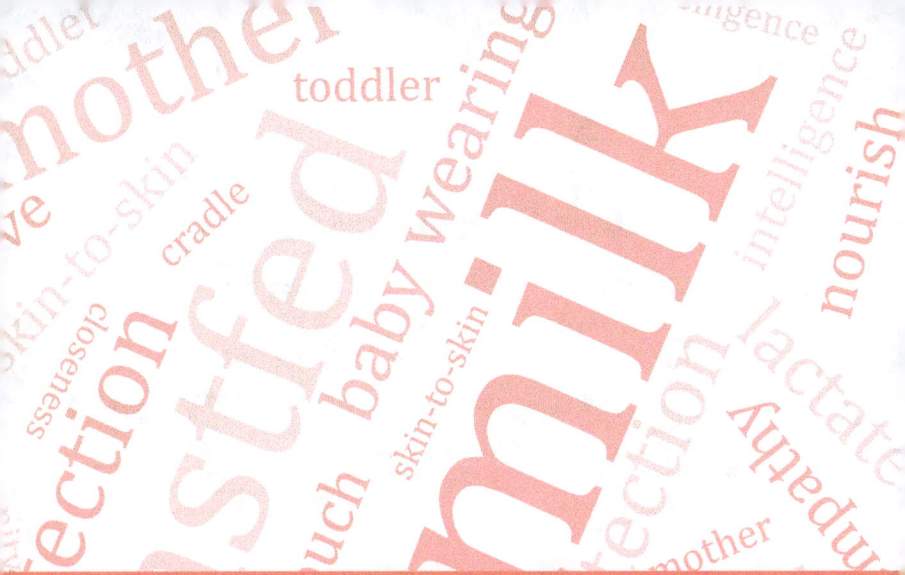

教你读懂宝宝的语言

· 爸爸妈妈要细心地观察，学会读懂宝宝发出的信号

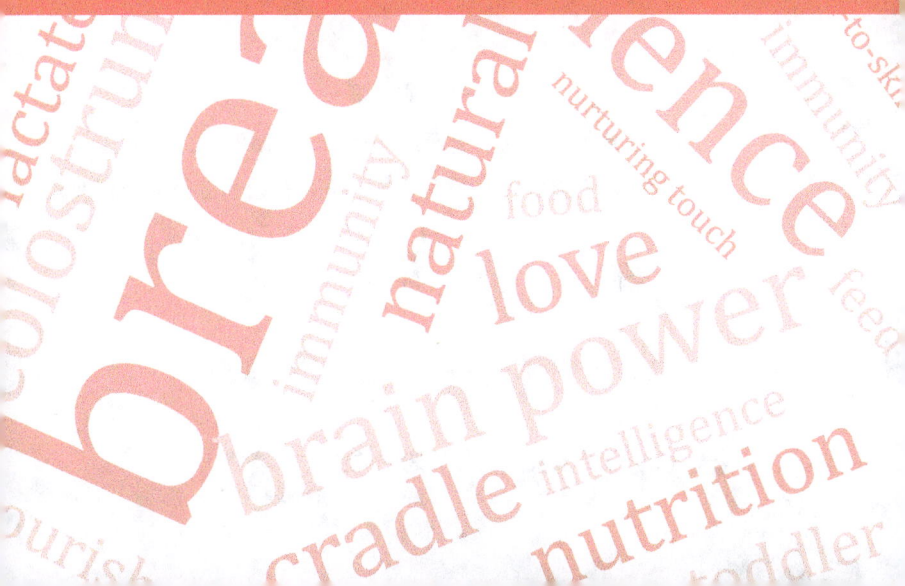

一、宝宝常用的沟通方式

1. 想要增加接触（哺乳、互动）的信号

睁开眼睛；专注地看着妈妈；眼睛会随着声音、妈妈的脸转移；表情放松；爱笑；表现出哺乳信号。

2. 想要避开某个行为或环境的信号

将头转开；弓起后背；推开；哭；手臂僵硬；打哈欠；痛苦表情；睡着了。

3. 想要哺乳的信号

紧握双拳，拳头置于胸部和胃部，四肢屈曲，出现觅食反射，呼吸加快，发出吸吮的声音或动作。

4. 健康宝宝饱食时的表现

四肢伸展，推开乳房或别过脸，弓起后背，吸吮动作减慢或停止，或者睡着了。但这些表现如果发生在哺乳刚开始或体重增长不理想的婴儿身上，那么完成进一步的乳汁移出情况的评估是非常有必要的。

二、爸爸妈妈要细心观察，学会读懂宝宝发出的信号

婴儿表达的信号没有特异性，父母需要通过与宝宝的亲密接触、交流来读懂这些信号，从而明确怎样才能最好地满足宝宝的各类需求。若宝宝一开始的信号未得到及时回应，他／她就会逐步升级信号强度，直至引起关注。哭，通常已是宝宝发出的最强烈信号。

三、宝宝哭闹时，可能存在的情况

（1）饥饿。

（2）需要安抚或引起妈妈的关注。

> 宝宝的语言千变万化，读懂你的宝宝最重要。

（3）需要温暖。

（4）疼痛、生病。

（5）害怕或缺乏安全感。

四、宝宝"哭"，会导致机体发生哪些变化

（1）会增加宝宝的压力，血压上升，还会释放某些化学物质，这些都有可能会危害到宝宝的大脑。

（2）哭是哺乳的最后一个信号，宝宝在哭的时候，舌头上翘，心情烦躁，会增加哺乳难度。

五、给爸爸妈妈及照顾宝宝者的建议

请积极回应宝宝发出的信号。

能迅速回应宝宝发出的信号，这样可以降低宝宝的压力，增加哺乳成功的概率，同时还有助于父母与宝宝之间一种长久、牢固及相互信任关系的建立和发展，能帮助父母们更加熟练地读懂宝宝的语言。

把"哭"作为"宝宝人生的第一课"，故意忽视宝宝的哭是不妥的。

【实例分享】

宝妈："医生，我家宝宝19天，现在总是不爱睡觉，一天睡眠时间12—15个小时，下午和晚上喂完奶精神特别好，吃奶时吃吃吐吐，还爱发脾气，边吃边踢我，这样正常吗？"

【应对建议】

◇ 和宝宝在一起，爸爸妈妈首先要忽略精确的数字育儿概念，比如宝宝每天睡了几小时；每次能睡几分钟；每次吃了几毫升；和邻居家小胖相比体重轻了几克等。事实上，宝

宝是需要整体评估的，每个宝宝气质不同，并没有一把测量所有宝宝作息时间及食量的标准尺。

◇ 如果妈妈觉得宝宝比较吵闹，有点担心，那就请你静下心，和爸爸一起回忆一下过去 3 天宝宝的表现，问自己以下几个问题：

（1）宝宝大便怎么样？

（2）每次换尿布时都有小便吗？

（3）宝宝的气色如何？

（4）宝宝没有睡觉时，是精神饱满还是萎靡不振？

（5）宝宝睡眠时是否平静、安稳？

（6）宝宝的体重较上一次是否增长？

（7）每次在你认为宝宝该睡觉时，他／她都精神十足或烦躁不安，那时你都是用什么方法安抚好他／她的？

◇ 仔细考虑上述问题后，或者你会发现一些宝宝和自己交流的信号，可能可以判断出宝宝到底怎么了，宝宝想要表达什么了。如果此时你还是很担心宝宝的情况，那无论怎样你都需要寻求专业的帮助了。

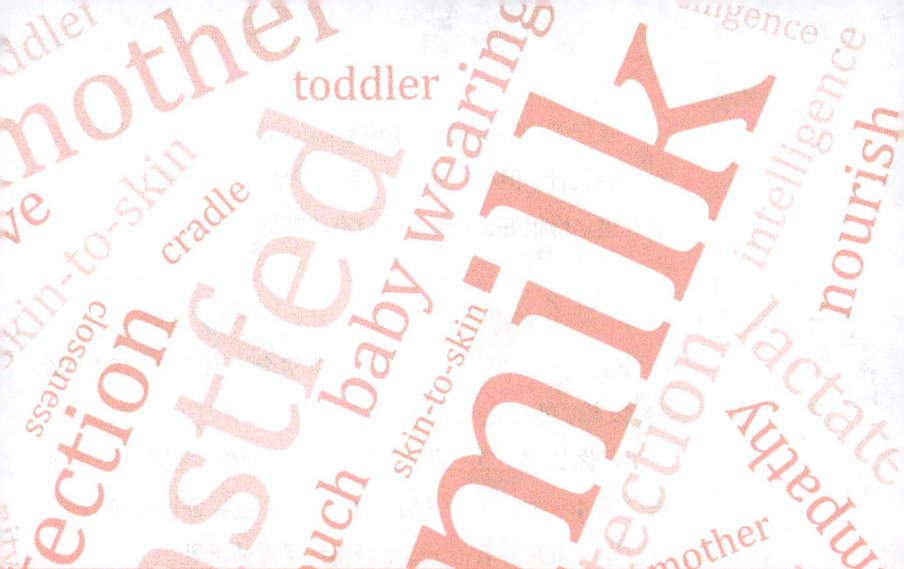

乳房上没有刻度，如何判断宝宝吃饱了

· 学会通过宝宝的整体表现、排出量及体重，来判断宝宝是否吃饱了

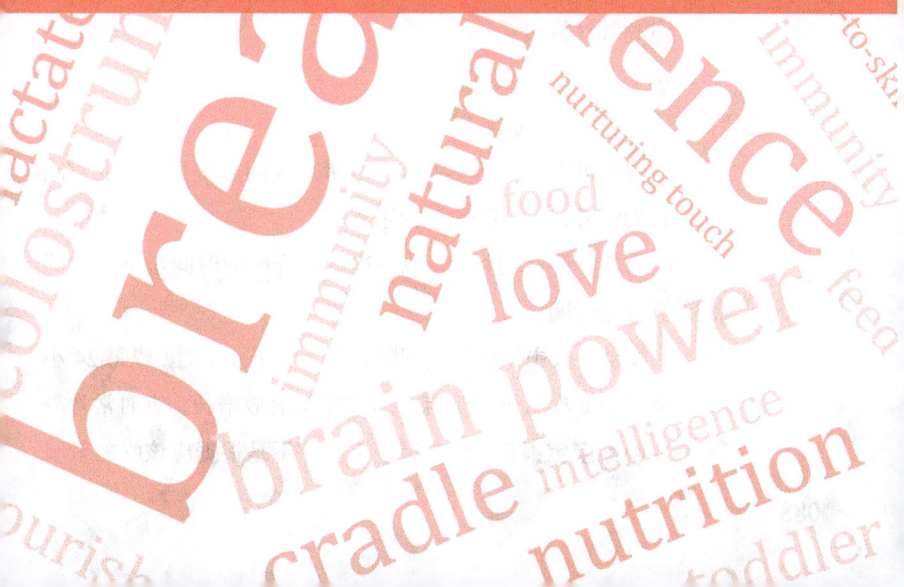

尽管母乳喂养的妈妈不能确切地看到宝宝在哺乳时吃到多少乳汁，但可以通过观察下列情况，来判断母乳喂养是否建立得很好，宝宝是否被有效喂养。

一、应该在产后 2—4 天大量"下奶"

- "下奶"——即乳汁大量产生，乳房会感到变大、变重、紧实、发热，可能会有漏奶。
- 如果你的宝宝在一天很多次哺乳后都感觉很饿，你的乳房在第 4 天时没有"下奶"的感觉，你应该咨询医护人员，给宝宝称重来看看他 / 她是否得到足够的母乳。

二、宝宝应该正确含接乳房和有节奏地吸吮

- 在吸奶时，宝宝会有规律地暂停一下，但在大多时候是有力地吸吮。
- 在喂奶时，经常会听到宝宝的吞咽声。
- 常常两侧乳房哺乳，确保有足够的时间在一侧乳房哺乳后再换到另一侧（每侧乳房至少 10 分钟），这样能够让宝宝吃到丰富的高脂肪后乳，并让两侧乳房都得到相同的刺激和乳汁排出。

三、宝宝每 24 小时应哺乳 8—12 次

- 需要每隔 1.5—3 小时哺乳一次，夜间会有一个间隔时间长的哺乳，但不超过 5 小时。
- 哺乳间隔时间计算：以一次哺乳开始的时间至下一次哺乳开始时间。
- 如果一天中每次哺乳间隔都大于等于 4 小时（或每 24 小时仅喂 6 次），很少有宝宝体重能够有效增长。有时常常需要唤醒宝宝喂奶，因为有些宝宝并不是根据应该吃的量吸

奶，而经常是要"刺激"吸奶或是被"哄着"吸奶。

四、哺乳后宝宝表现满足感

- 宝宝吃饱表现：气色好；皮肤紧实有弹性；长高、长胖、头围增大；活泼警觉。
- 母乳喂养的宝宝，如果在一天中多数的哺乳后有饥饿的表现（哭、吸手、动嘴、喂奶后常常需要安抚奶嘴），可能是没有摄入足够乳汁，需要联系医务人员进行评估。
- 在母乳喂养还没有很好地建立，宝宝的体重尚未能很好地增长前，最好避免给你的宝宝使用安抚奶嘴。

五、乳房在哺乳前感觉涨满，哺乳后感觉松软

- 哺乳时，你应该听到宝宝规律的吞咽声。
- 当宝宝吸一侧乳房时，另一侧会滴奶。
- 在夜间一段很长时间哺乳间隔期时，乳房会感觉特别涨。
- 后哺乳的一侧乳房，在下一次哺乳前会感觉比另一侧乳房涨。

六、宝宝第 4—5 天的排便应变成黄色

- 松软的、黄色的、籽样的大便，被称作"母乳性大便"。
- 如果你的宝宝在出生第 5 天时仍有黑色的胎粪或棕绿色的"过渡便"，表示他 / 她没有摄入足够的乳汁。

七、宝宝应每天有至少 3 次的排便

- 在出生 1 个月内，许多母乳喂养的宝宝在每次喂养时都会排便。
- 排便的量应相当多，而不是仅仅在尿布上一个污点。
- 如果你的宝宝每天的大便次数少于 3 次，并且每次的量小

于壹元硬币大小，这可能表示他 / 她没有摄入足够的乳汁。

八、宝宝应该每天有至少 6 次的小便

- 许多宝宝会在每次喂养后，尿片就湿了。
- 小便应是无色的，而非黄色。
- 如果在出生第 4 天后，尿片上看到红色或粉红色的"砖红色"尿液，表示宝宝摄入不足，应立即联系医务人员进行评估。

九、在哺乳最初的几天，你的乳头可能会感到轻度疼痛

- 乳头触痛常常发生在最初的哺乳时，而通常在产后第 1 周结束时不适感会消失。
- 严重的乳头疼痛、皲裂或其他的损伤、整个喂养期间持续地疼痛，或疼痛持续超过 5—7 天，提示你的宝宝喂养及含乳姿势不正确。
- 损伤的乳头皮肤会被细菌和真菌感染，导致乳头疼痛增加及延迟愈合。
- 如果宝宝不正确地含接乳头，不仅会使乳头受伤，而且你的宝宝不会得到足够的乳汁。这需要立即寻求帮助，哺乳专家会评估你的喂养技巧。

十、在产后最初的 2 周内，应注意有无"喷乳"或"下奶"的感觉

- 你会感觉到"针刺样"的刺痛感，或当乳汁流动时感到乳房绷紧感。
- 当"下乳反射"触发时，你的宝宝会狼吞虎咽地吸取乳汁，而另一侧乳房会滴奶或喷乳。
- 仅仅听到宝宝的哭声，甚至在喂奶前，也能够引起下奶反射。

• 如感觉不到任何"下奶"或"喷奶"感受，提示你可能乳汁供应不足。

1. 乳汁充足时，宝宝在最初的几个月平均每天增重 30 克左右。

2. 确定宝宝是否得到足够乳汁，可以定期给宝宝称重。

3. 如果你的宝宝体重没有适当地增长，可能是你的乳汁供应量低或你的宝宝没有得到有效的哺乳。这样的哺乳问题，假如在刚刚开始便能够意识到并加以处理，很容易被纠正。请母乳喂养专业人员帮助，共同制定一个适合你和宝宝的喂养计划。

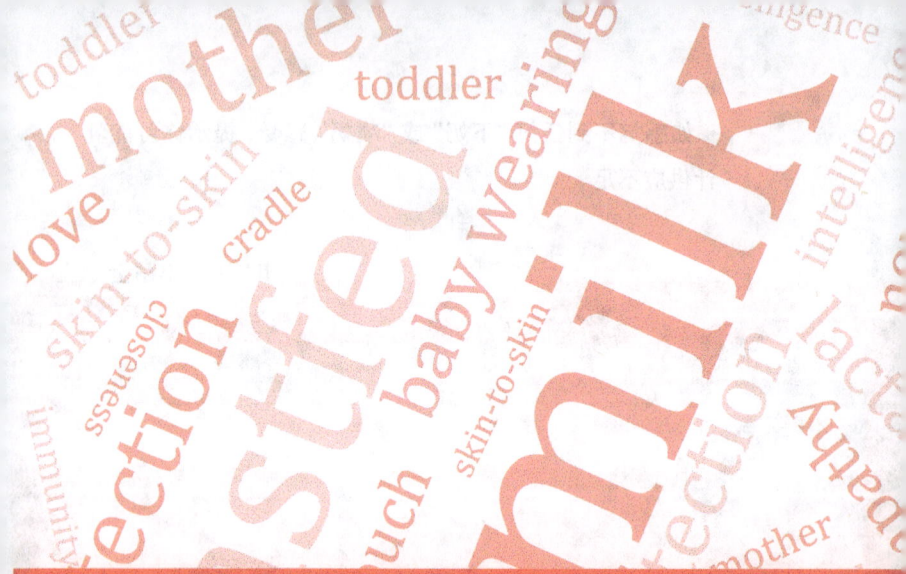

宝宝体重增长的模式

· 科学、全面地评估宝宝的体重

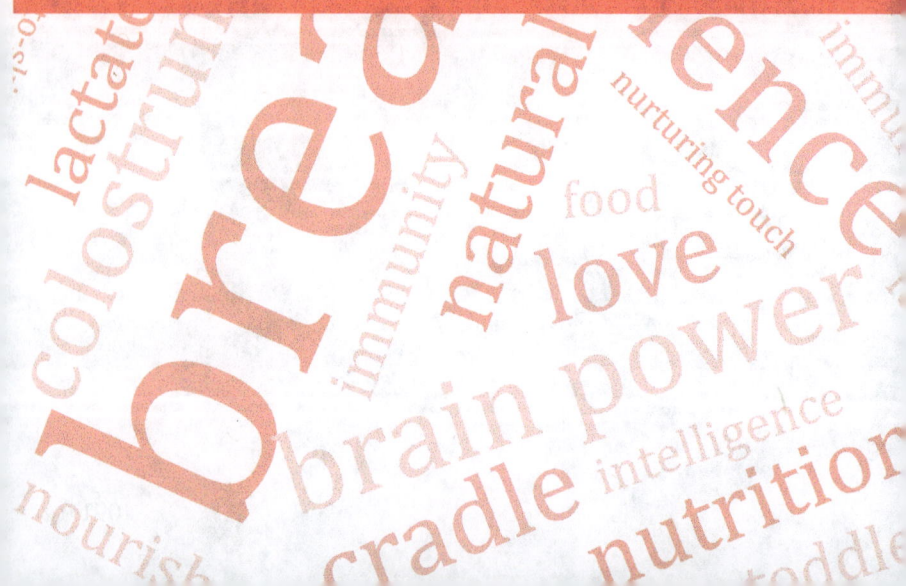

一、何为生理性跌磅

宝宝出生头几天的生理性体重跌磅会在10—14天恢复。

足月新生儿在出生后3—4天会出现体重下降，这与宝宝体内多余的体液蒸发及胎粪的排出有关，被称为生理性跌磅。很多研究都显示，无论母乳喂养还是人工喂养都会出现生理性跌磅。在出生后的头几天给宝宝额外补充液体并不能补偿体重的丢失，也不会给新生婴儿带来什么好处。

二、正常体重的增长模式（表6）

（1）生理性跌磅在5%—7%（与出生体重相比）是正常的。

（2）母乳喂养良好，宝宝会在10—14天恢复到出生体重。

（3）母乳喂养宝宝在第3—4个月时平均每周体重增加170克。

（4）出生4—6个月，体重增长明显变缓，平均每周增加113—142克。

（5）出生6—12个月，体重增长更加缓慢，平均每周增加57—113克。

表6 足月健康宝宝体重增长的参考标准[5]	
宝宝年龄	平均增长体重
0—4个月	170克/周
4—6个月	113—142克/周
6—12个月	57—113克/周

3—4个月大的母乳喂养宝宝体重是出生体重的2倍。
6个月后宝宝体重增长速度变缓，1岁时母乳喂养宝宝体重会是出生体重的2.5—3倍。

三、身高和头围的增长对于宝宝的生长发育也很重要（表 7）

（1）0—6 个月：身高每月平均增长 2.5 厘米，头围每月平均增长 1.27 厘米。

（2）6—12 个月：身高每月平均增长 1.3 厘米，头围每月平均增长 0.6 厘米。

表 7　足月健康宝宝身高、头围增长的参考标准[6]

宝宝年龄	平均身高增长	平均头围增长
0—6 个月	2.5 厘米 / 月	1.27 厘米 / 月
6—12 个月	1.3 厘米 / 月	0.6 厘米 / 月

大约 1 岁，典型的母乳喂养宝宝的身高会增加 50%，头围会增加 33%。

IBCLC 小贴士

　　上面的表格显示，一个足月健康宝宝的平均体重、身高、头围的增长情况。要提醒父母注意的是，所有宝宝的这些指标都是不同的。我们不建议父母只是单纯通过这些指标来评判宝宝的成长，而是要学会从宝宝的面色、皮肤、精神、排泄（大便、尿量）情况来综合判断宝宝是否茁壮成长。

四、宝宝生长发育不良的提示

　　针对出生 1 个月左右的足月健康婴儿，如果父母感觉宝宝没有茁壮成长，例如存在以下情况时，父母应该引起重视，立即加强喂养，有必要带宝宝去看医生给予专业评估。

（1）出生 1 周，体重仍然在下跌。

（2）体重下跌较多，超过出生体重的 10%。

（3）出生 2 周，仍未恢复到出生体重。

（4）头围或身高没有增长或增长较少。

（5）出生 1 个月，体重低于第 10 个百分位。

五、如何促进宝宝的体重增加

介绍几种帮助宝宝增加体重的方法：

（1）停止或者减少固体食物的摄入，尤其是还在 6 个月内的宝宝。大部分的固体食物热能及营养含量都不及母乳，宝宝过早或过多摄入固体食物，它往往是取代了（并不是增加）营养价值及热量更高的母乳。

盲目补充喂养，并不是增加体重的好办法。

（2）尽可能多地和宝宝在一起，这样你们就有更多的肌肤接触时间，包括睡觉时间（至少能睡在同一个房间），这样能增加泌乳素的分泌、增加哺乳次数。

（3）试着给宝宝做按摩，这对宝宝的消化吸收功能有好处，也能促进体重增长。

（4）频繁地哺乳，至少 2—3 小时哺乳一次，24 小时中至少有一次哺乳是在夜间，这样能增加宝宝的摄乳量。

（5）一次哺乳中，不要频繁换边，等到确认宝宝确实完成一侧乳房哺乳后才换边哺乳，比如宝宝自己离开乳房、看上去很满足、睡着了，或者从积极"吸吮—吞咽"转变到安抚性的吸吮等等。因为这能确保宝宝的摄入量，确保宝宝摄入高能量的后奶，从而让宝宝能有一个较长的哺乳间隔。

（6）若妈妈存在乳汁过多的情况，可以在哺乳前几分钟先挤掉一点乳汁，让宝宝能得到更多能量丰富的后乳。

【知识链接】

▲ 生长爆发期（Growth Spurts）

正常人类生长是呈脉冲式的，即在不同时期会有一个快速生长期。婴儿也是如此,当他/她有几天突然频繁需要哺乳,这个时期就被称为"生长爆发期"或"高需求日"。婴儿的生长爆发期通常会出现在出生2—3周、4—6周、3个月、4个月、6个月、9个月的时候。当然宝宝读不懂时间,所以你的宝宝可能表现得并不一样。生长爆发期通常会持续2—3天,但有时会持续1周。

▲ 妈妈和宝宝应该如何度过生长爆发期?

◇ 满足宝宝的需求是最重要的。此时频繁的哺乳需求是婴儿帮助妈妈增加乳汁供应的一个途径,以满足宝宝的成长需要。因此,妈妈大可不必担心乳汁不足,这几天妈妈要尽力满足宝宝频繁吸乳的需求,过了这几天,宝宝的哺乳模式就会回到正常了。

◇ 在此期间,妈妈也会觉得特别容易饿或嘴巴干,这是你的身体在提醒你,宝宝需求旺盛的时期别忘了自己,妈妈也要注意水分和食物的摄入。

◇ 这个时期没有必要通过补充婴儿配方奶来满足宝宝的旺盛需求,不必要的补充会干扰自然需求,影响了宝宝对母乳的需求,会阻碍妈妈的大脑获取增加乳汁的信息,反而会影响乳汁产量。

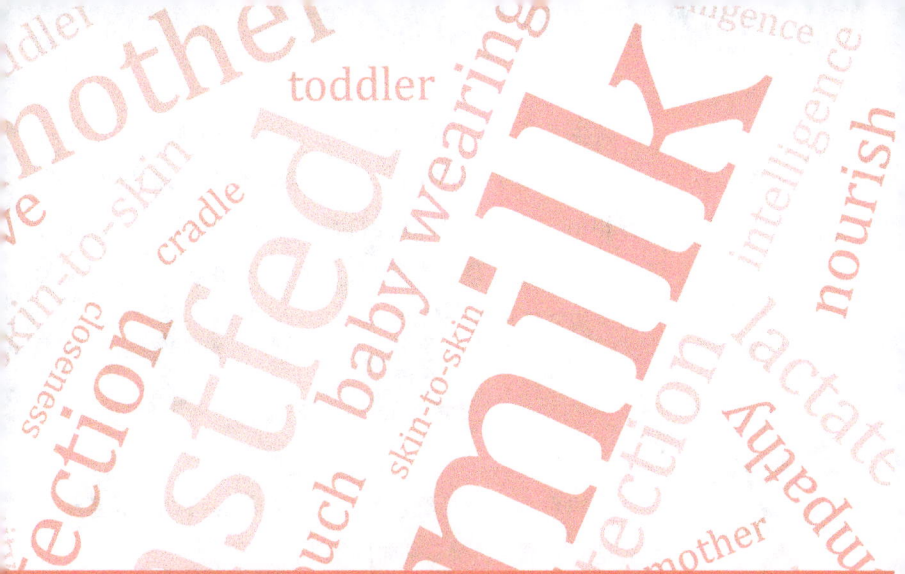

宝宝含接、吸吮中的学问

· 这是一项需要不断学习、练习的技巧

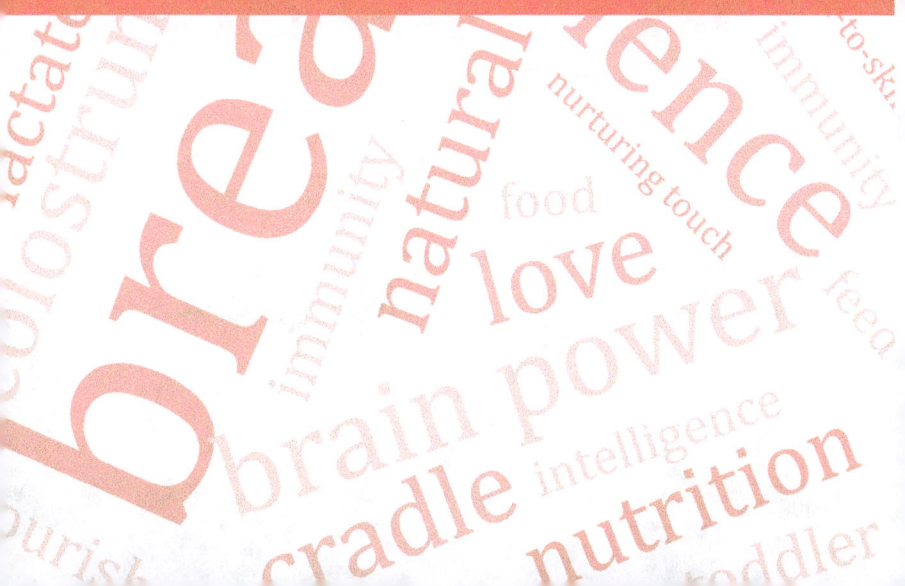

新生儿具有本能的吸乳能力，通常一个健康足月儿娩出后，在充满爱的环境中被妈妈抱在怀里，与妈妈的肌肤紧密相贴，不久他/她就能自行寻到乳头并含上乳房开始吸吮。当给宝宝含接乳房时，母亲首先要自我舒适，旁人并不需要常规地给予帮助。

一、对照以下 11 条标准，可以方便妈妈了解通常情况下宝宝含接、吸吮的正确姿势（图 13）

（1）妈妈看到宝宝粉红色的嘴唇。这就告诉妈妈，宝宝的嘴唇是向外翻的，而不是向内抿紧的。

（2）妈妈看到宝宝的嘴唇与乳晕连接紧密，完全密封。

（3）妈妈看到大部分的乳晕在宝宝的嘴巴里，当宝宝吸吮时，妈妈看不到乳头的基底部，只能看到乳晕的外缘部分。

（4）含接乳房后，宝宝的舌头是在下牙床和妈妈的乳房之间，如果轻轻地把宝宝的嘴唇拉下来，应该能够看到它。舌头在下牙床上方延伸起到了很好的密闭作用，此时宝宝延伸的舌头两侧自然向内卷曲形成了一个凹槽，环绕着妈妈的乳头，缓冲了吸吮时给乳头带来的压力。

（5）妈妈能看到宝宝的耳朵快速摆动。当宝宝在积极吸吮和吞咽的时候，能看到他/她耳朵前方的肌肉在运动，说明

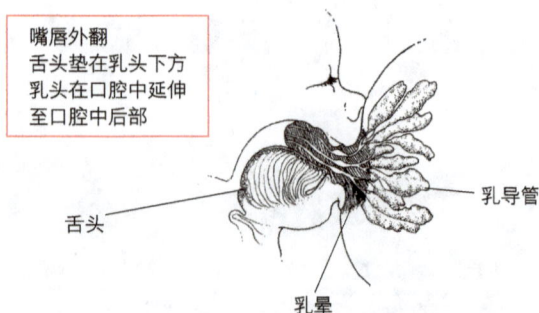

嘴唇外翻
舌头垫在乳头下方
乳头在口腔中延伸
至口腔中后部

乳导管

舌头

乳晕

图 13　宝宝正确含接、吸吮姿势

【特别提示】
如果宝宝无法含上乳晕，你又感觉到乳头疼痛，这是一个信号，提醒你需要注意了，千万不要忍痛坚持。此时你应该带宝宝离开乳房，重新开始含接。

他／她正通过整个下颌做出一个强而有效的吸吮动作。

（6）妈妈能听到婴儿的吞咽声。在出生后的最初几天，这个声音可能不明显，那是因为初乳流出的量比较少，可能要仔细听才能听到。随着乳汁量的逐渐增加，吞咽声会变得越来越明显。

（7）宝宝开始吸吮后激发了喷奶反射，每1—2次吸吮妈妈就能听到吞咽声，这样积极的吸吮—吞咽一般会在每侧乳房上持续5—10分钟。

（8）没有看到乳汁从宝宝的嘴角漏出来，它都被宝宝咽下了。

（9）没有听到吞咽声音，这意味着宝宝舌头的位置可能不理想，含接得可能不紧密。

（10）宝宝吸吮的时候，没有看到他／她的脸颊中间鼓起。这可能提示宝宝的嘴唇和乳房之间没有密封，当他／她的下牙床和舌头运动准备吸吮时，口腔内漏气了。此时应该带着宝宝重新含乳。

（11）妈妈的乳头不感觉到痛，同时也要注意一下吸吮时乳晕的感觉，当宝宝把乳汁吸出时，妈妈会有点刺痛的感觉，这一切都说明宝宝含接良好。

二、吸吮和含接困难通常发生在最初几天，如果妈妈发现了这个问题，要引起重视

（1）妈妈要保持冷静、要有耐心，可以深呼吸，让自己平静下来。对大多数的母亲和婴儿来说，大概经过1—2周的时间就会熟练掌握这些技巧。

（2）寻求专家或有经验的哺乳妈妈的帮助，她们应该能教妈妈们如何帮助宝宝正确吸吮，教导妈妈们如何让宝宝吸到更多的乳晕。应该是用舌头背部去吸吮乳晕，而不是用舌头前部，一定要确认宝宝的嘴张得足够大，舌头在下牙

床上时，才让宝宝开始含接乳房（图14）。因为，如果你感到痛的时候，宝宝也无法得到足够的乳汁。

不正确的吸吮是引起乳头疼痛的原因。

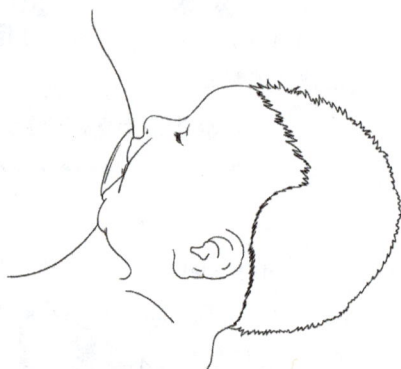

（a）正确含接姿势

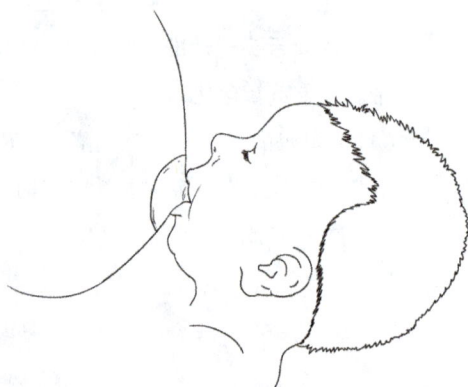

（b）错误含接姿势

图14 宝宝含接姿势

（3）哺育婴儿，让其得到足够的乳汁是最重要的。因此，在宝宝发生含接吸吮困难的时候，仔细观察宝宝的体重增长和排便量情况，如果发现其体重增长不良或排便量不足，那么有必要与医生或哺乳顾问一起讨论补充喂养，直至含接、吸吮问题得到改善。

（4）如果补充喂养是有必要的，那么应避免使用奶瓶奶头。补充剂可用杯、勺、吸管或注射器喂哺，或者增加哺乳次数。使用这些方法，可以防止因使用人工奶头而导致乳头混淆发生的可能性。

（5）妈妈也可能需要通过泵乳来维持泌乳，直到宝宝能有效从乳房上移出乳汁。泵出的乳汁可以通过上述的方法补充喂养给宝宝。

IBCLC 小贴士

大多数母亲在母乳喂养的初始阶段都会遇到困难，尤其是初产妇。发生问题时不要气馁，妈妈们需要学习如何帮助她们的宝宝正确地含乳，宝宝需要被教导如何正确吸吮。这需要时间和及时、有效的支持，如同达成生命中有价值的阶段目标。记住，随着时间的推移，它会变得更容易。不要放弃！

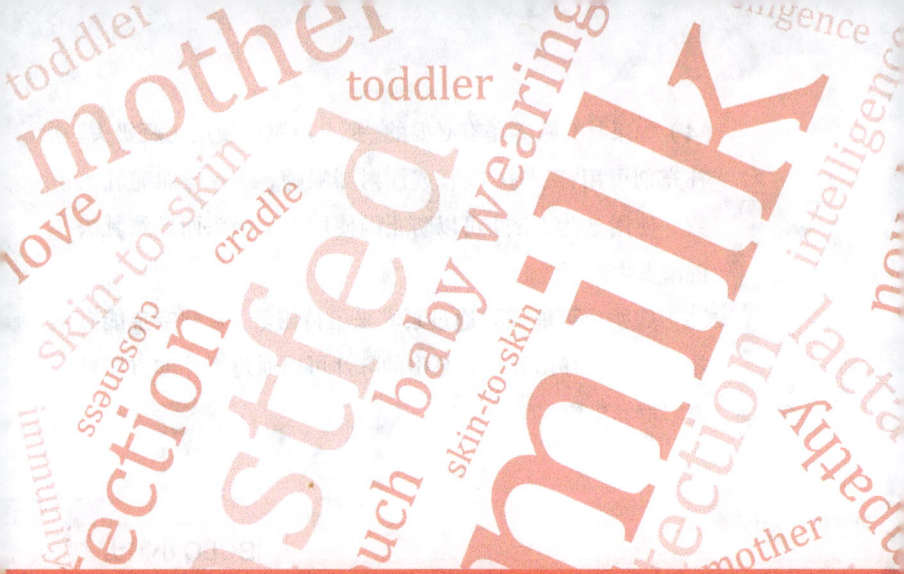

挤奶后瓶喂所带来的影响

· 宝宝吸吮才是有效移出乳汁的最佳途径

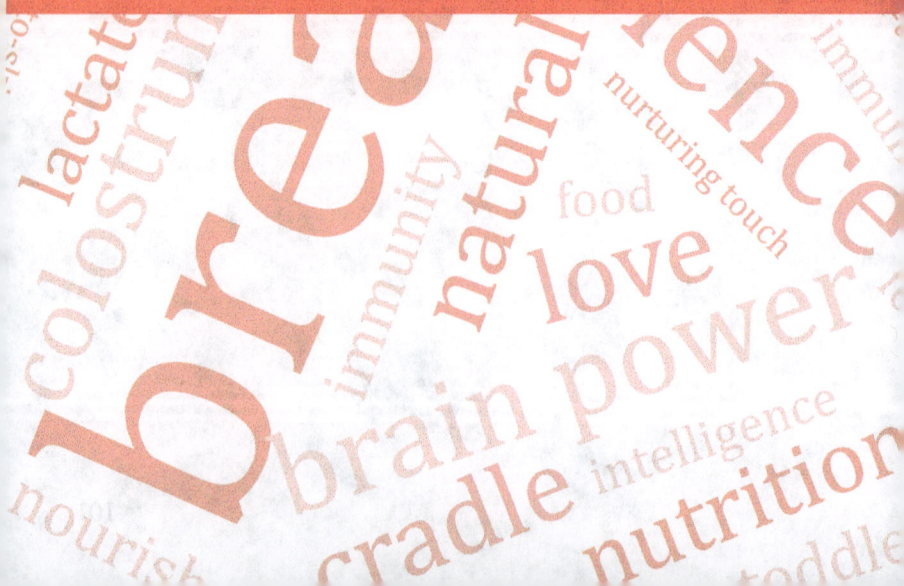

一、豆妈的困扰

"我对自己的奶量很没有信心，觉得自己喂奶就是闭着眼睛瞎喂，我也不知道宝宝到底吃进去了多少奶，这样喂我不放心，还是挤出来放在奶瓶里看得到量比较安心。"

相信有很多妈妈与豆豆妈一样，有着同样的困扰，因为我们的乳房没有"刻度"，所以有的妈妈在哺乳的过程中缺乏信心，然后开始进行着复杂的喂奶程序，挤奶、瓶喂、清洗奶瓶、消毒奶瓶——如此周而复始，妈妈会感到很疲惫。同时，不少妈妈发现奶量越来越少，宝宝也缺少了与妈妈之间的亲子互动。

二、挤奶后瓶喂不是一个合理的选择

（1）宝宝的吸吮是有效移出乳汁的最佳途径，也是维持充足奶量的基本要素。在保证吸吮是有效的情况下，让宝宝直接吸吮妈妈乳头，其移出乳汁的作用明显优于手挤、吸奶器等其他辅助方法，有效的乳汁移出才能保证产奶的充足。

宝宝直接吸吮乳房，才是移出乳汁的最佳途径。

（2）妈妈哺乳自己的宝宝，是最好的亲子互动，宝宝的安全感和妈妈的母爱感得到了最大的满足。

（3）吸奶器是在宝宝不能吸吮的时候、迫不得已的选择，吸奶器使用不当时，会对妈妈的乳房、乳头造成伤害。妈妈们不能把吸奶器当成一种常规工具来使用，因为再贵的吸奶器也只是一个机器，它远远不如宝宝的吸吮来得真实。在不得已需要使用吸奶器时，应该选择适合的罩杯和功率，以免对乳房造成伤害。

（4）吸奶器吸出的奶量不能反映妈妈的真实奶量。很多妈妈有这样的困扰，"为什么吸奶器吸的量这么少，我的奶量肯定不够"。其实妈妈的真实奶量会比吸奶器吸出来的量多，当然前提还是需要保证宝宝的吸吮是有效的情况下。

所以，不能片面地靠吸奶器吸出的奶量去判断自己的真实奶量，这样会严重打击一些母乳妈妈的母乳喂养信心。

（5）瓶喂的影响：瓶喂会造成宝宝乳头混淆的现象，部分宝宝吃过奶瓶后，就不再接受妈妈的乳头，或者用吸奶嘴的方式小口地吸吮妈妈的乳头，这都会给母乳妈妈造成不小的困扰；母乳中的一些免疫物质会吸附在瓶壁上，造成成分的损失；瓶喂的宝宝可能会牙齿排列不整齐，亲喂的宝宝会有更甜美的笑容。

（6）挤出的乳汁如果不是立即喂给宝宝，在乳汁的冷藏和复温的过程中都会有成分的变化和损失。

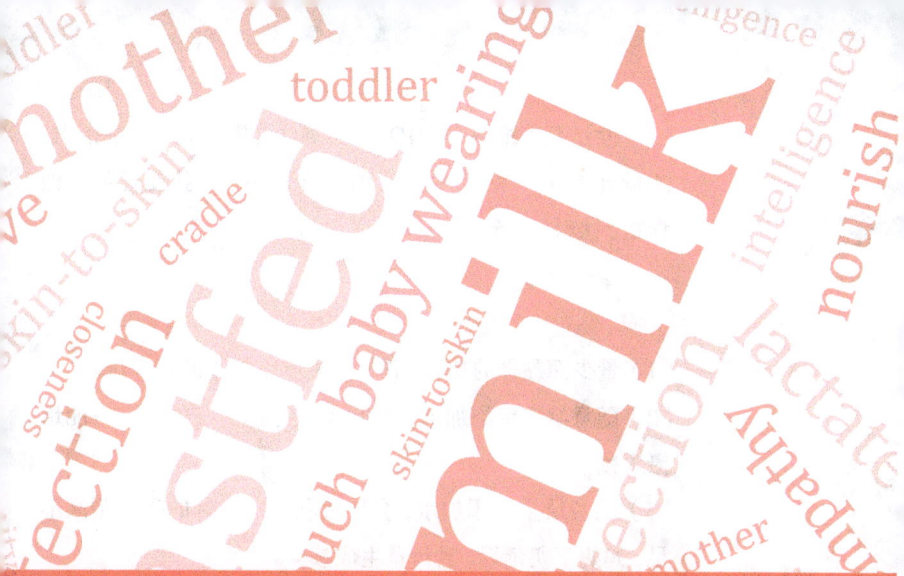

给母乳喂养宝宝喝水的指导

· 6个月内纯母乳喂养，乳汁中的水分完全能满足宝宝的需求

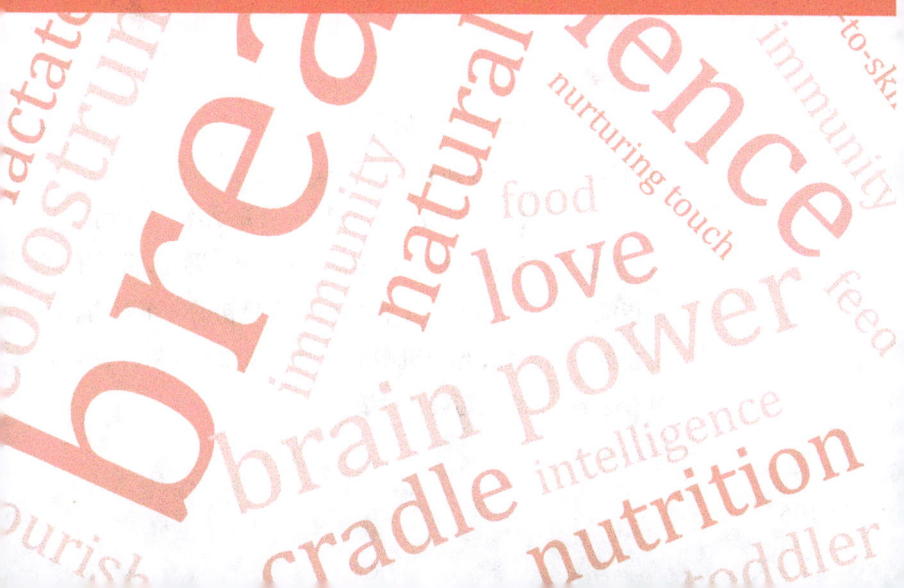

世界卫生组织（WHO）在《婴幼儿喂养指南》中指出：纯母乳喂养 6 个月，6 个月内除母乳外不得接受任何其他食物、饮料，甚至是水。

一、出生后头几天量少的初乳，就能满足宝宝对水分的需要

（1）量少而黏稠的初乳，正好匹配宝宝细小的胃容量。

（2）随意给宝宝添加水，将影响宝宝正常"进餐"——能量摄入减少。

（3）随意给宝宝添加水，会导致乳房上应有的吸吮刺激不足，妈妈下奶延迟，乳汁量生成减少。

二、即使在炎热的天气，纯母乳喂养的宝宝也无需添加水分

（1）只要根据宝宝的需要来喂奶，即便在非常炎热和干旱的天气，宝宝可以通过乳汁，来得到所有需要的水分。

注意要确保母乳喂养正确且有效。

（2）有许多调查研究纯母乳喂养的宝宝对水分的需求。在不同地区（干旱、炎热），温度从 22—41 摄氏度，相对湿度从 9%—96% 不等，调查研究的结论是：纯母乳喂养可以给宝宝提供所有需要的水分。

三、新生儿（特别是小于 4—5 周），水分添加可能导致的危害

（1）国际母乳会指出：随意的水分添加与日后的黄疸、体重增长缓慢、住院时间延长相关。

（2）美国儿科协会（AAP）强调：所有添加物（包括水、糖水、奶粉或是其他液体）不应给母乳喂养的婴儿，除非有医疗指征，并在医生建议下使用……在最初的 6 个月内，即使在炎热的天气，给母乳喂养的婴儿添加水或果汁也完全没有必要，会导致污染及过敏。

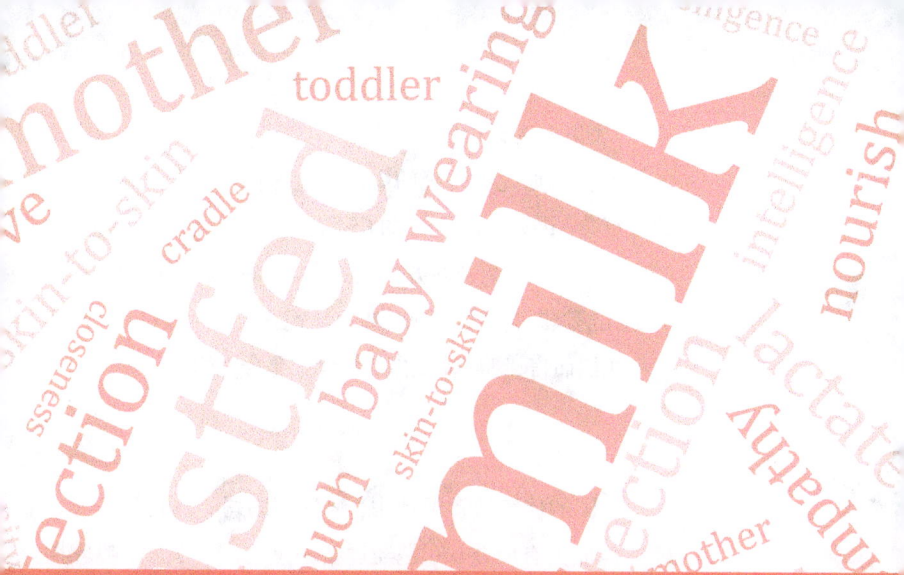

哺乳期妈妈的饮食到底该如何讲究

· 种类丰富、营养均衡是关键，无须因为各种"讲究"而平添烦恼

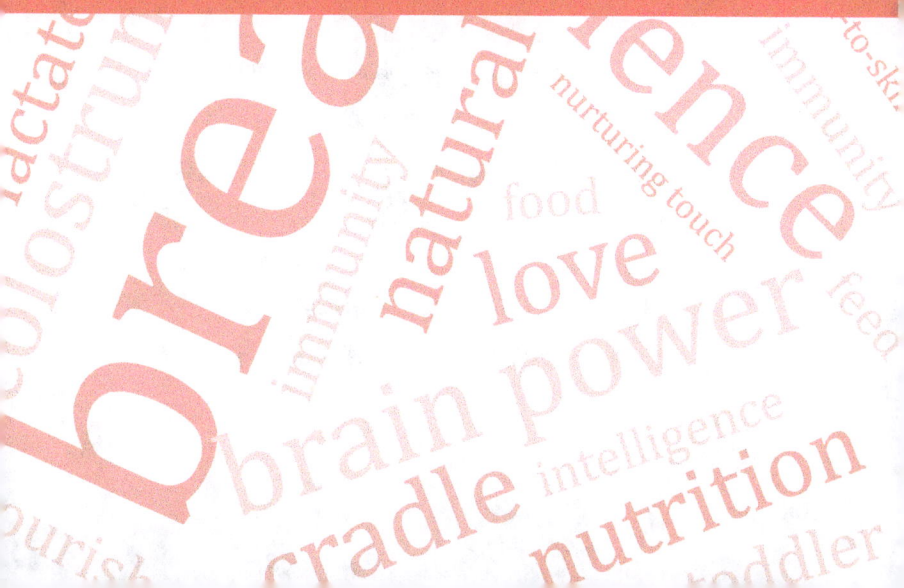

"民以食为天"是中国人自古以来的传统，哺乳期妈妈的饮食更是如此。传统的中国饮食习惯中，哺乳期妈妈的饮食复杂、讲究，更因地域的不同，有着明显的喜好和禁忌。随着社会的发展以及西方文化的渗入，哺乳期妈妈的饮食习惯也在悄然改变，传统理念和现代观念会发生碰撞，对于哺乳期妈妈而言，到底什么样的饮食才是合理的？

一、哺乳期妈妈并不需要遵循特殊的营养原则

中国的传统饮食习惯中，哺乳期妈妈的饮食明显与家庭其他成员有所差异，是经过精心烹制的。其实，哺乳期妈妈的营养原则是与其他家庭成员一致的，进食种类丰富、营养均衡、接近自然状态下的食物即可。完全可以和家人一起共同享用每一餐。

饮食建议：可以选择当季的、新鲜的水果和蔬菜，全麦的面包和麦片；摄入含钙丰富的食物，如芝麻糊（半杯芝麻糊的钙含量是一杯牛奶的 2 倍）、牛奶等；摄入富含优质蛋白的食物，如鱼、虾、鸡蛋等。

二、哺乳期妈妈无须广泛收集各类营养资讯

哺乳期妈妈们没有必要严格遵守某些"饮食规定"，比如这些能吃，那些会导致过敏、回奶等。人们过多地遵循"规定"，却常常忽略了妈妈自怀孕以来的自体储备以及对某些饮食的偏好，这些"规定"让妈妈平添了诸多忧愁或烦恼。妈妈们发现，很难去遵守"饮食规定"，所以严格的"饮食规定"反而会成为母乳喂养的阻碍因素。一些调查显示，有些妈妈因为这个原因选择不进行母乳喂养。

三、选择营养丰富的食物并不意味着要在厨房花费很长的时间

中国人的饮食习惯中喜欢让产妇喝各种荤汤来"发奶",虽说饮食对乳汁成分的影响很小,但脂肪的含量是与饮食相关的,产妇若过多摄入荤汤,乳汁中的脂肪酸含量偏高,可能会引起乳导管堵塞、乳头白点等问题。

这点对于人手不那么充足的家庭尤为重要,有些营养很丰富的食物是可以随手就能拿到食用的,比如酸奶、全麦面包、新鲜水果、水煮蛋、坚果等。少食多餐和一日三顿正餐,所获得的营养价值是一样的。

研究表明,饮食对母亲的乳汁供应几乎没有影响。饮食对乳汁的影响是很小的。只有长期严重营养不良妈妈的乳汁,相对可能会缺乏维生素 A、维生素 D、维生素 B_6 或者维生素 B_{12},也只有在这种情况下,妈妈的饮食需要改善或者补充这些维生素,乳汁中的维生素水平就会恢复正常。

虽然饮食较差对乳汁不会产生太多影响,但是妈妈自己可能会感觉疲劳、脆弱,对疾病的抵抗力也会下降。因此,哺乳期妈妈千万不要刻意控制饮食,导致人为营养不良。

四、哺乳期妈妈最主要的饮食原则——不要让自己觉得饿,不要等到嘴巴干了才喝水

哺乳期妈妈每天消耗大概 2.7 千卡(11.3 千焦)的能量,比孕前多 0.5 千卡(2 千焦)。但也不是每个妈妈都需要这么多的热量,比如运动较少、脂肪储备很多的妈妈就是例外。大部分的妈妈不会去计算每天摄入的热量,所以建议采取"饿了就吃"的原则。

哺乳期妈妈的饮食不需要"被特别对待",只要比孕前多摄入约 0.5 千卡的热量,即**每日总量比孕前多 20% 左右**。同时,哺乳期妈妈的饮食对乳汁的量和质量的影响都非常小,所以类似这种"刚开好刀没怎么吃,所以没什么奶""没喝什么下奶汤,所以没什么奶"的说法,仅仅是一种说法,没有任何科学依据。哺乳期妈妈可以根据自己的风俗、喜好、经济状况等选择种类丰富、营养均衡的食物。

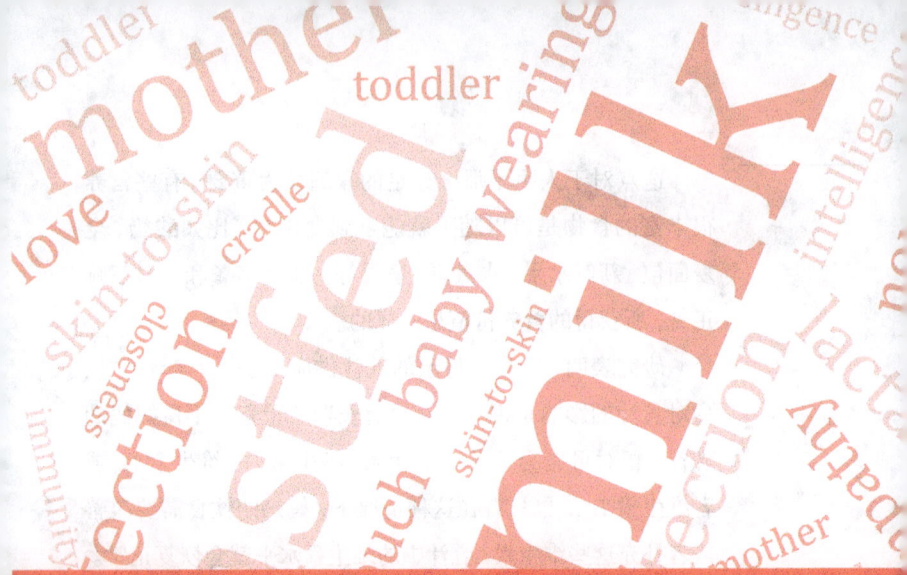

哺乳期妈妈该怎样喝咖啡、红酒

· 并没有必要为了宝宝，放弃太多个人爱好

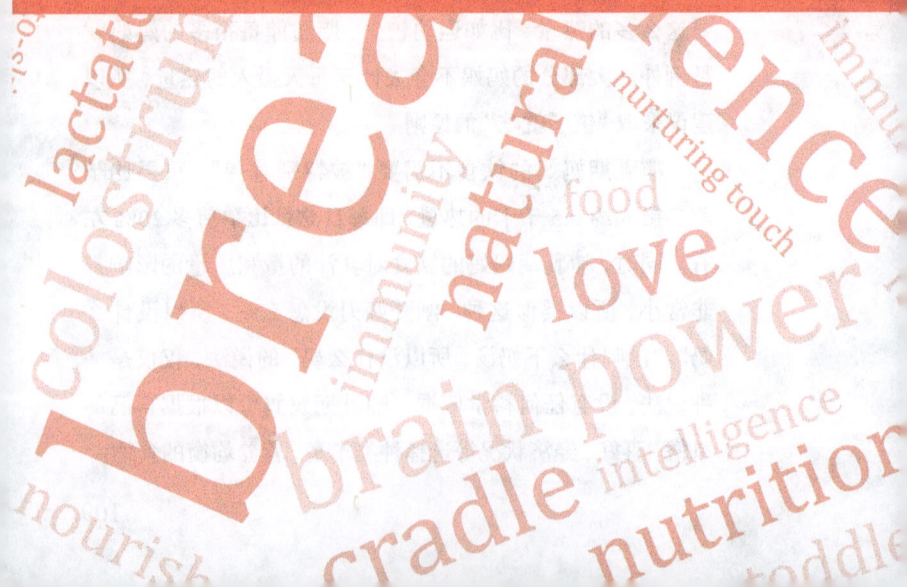

哺乳期妈妈没有绝对禁止摄入的食物，关键是要适度。如果妈妈有着良好的饮食习惯，就没有必要因为哺乳而去改变自己的饮食。没有什么食物是哺乳妈妈需要绝对避免的，大部分的哺乳期妈妈发现，如果进食自己喜欢的食物，如巧克力、辛辣食物等，她们的宝宝没有受到任何的影响。摄入含有酒精和尼古丁成分的食物或饮品需谨慎，能不摄入时尽量不摄入，大量的摄入会对宝宝有一定的影响。

一、咖啡因——每天 1—2 杯咖啡是不影响母乳喂养的

（1）研究表明，非常少的咖啡因会进入妈妈的乳汁，大概是母体摄入量的 0.6%—1.5%。

（2）随着宝宝的长大，咖啡因在宝宝体内代谢越快，对其影响越小。咖啡因的半衰期，成人是 5 小时，新生儿是 96 小时，3—5 个月的宝宝是 14 小时。

（3）一项研究表明，只有在妈妈每天摄入超过 5 杯咖啡时，她的宝宝才会受到影响。

（4）如果需要计算咖啡因的摄入量，需要把所有含咖啡因的食物全部计算进去，包括咖啡、茶、可乐、其他含咖啡因的饮料及药物。

（5）有喝咖啡习惯的妈妈，需要观察宝宝有无入睡困难、易惊醒、易激惹等症状。若有，须注意咖啡的摄入量。通常情况下，哺乳妈妈摄入过多的咖啡因（大于 750 毫升咖啡）会导致宝宝出现上述症状。

二、巧克力——适量的巧克力对母乳喂养没有影响

虽然巧克力中的可可碱跟咖啡因的作用比较相似，但是巧克力中可可碱的含量远远低于咖啡中咖啡因的含量。

三、酒精——摄入含酒精的饮品时需要谨慎

（1）与咖啡和巧克力相比，摄入含酒精成分的饮品需要谨

慎。摄入大量的酒精成分，可能会导致宝宝嗜睡、易出汗、肌张力低下、发育不良等。

（2）哺乳妈妈每天饮用大于 1 克 / 千克体重的含酒精饮品时，会减少体内催产素的产生，因此喷乳反射会降低，乳量也会减少。

（3）美国药物协会建议，哺乳妈妈每天饮用的含酒精饮品的量最好不超过 0.5 克 / 千克体重。

（4）饮用酒类后 30—60 分钟，血液中的酒精浓度达到高峰，母乳中的酒精代谢完则要 2 小时，所以如果妈妈需要饮酒，建议在哺乳后立刻饮用，饮酒后 2 小时内避免哺乳。

四、尼古丁——哺乳期妈妈，戒烟是最好的选择

（1）已经在吸烟的哺乳期妈妈，戒烟是最好的选择，如果实在无法戒掉，母乳仍是宝宝最好的选择。

（2）吸烟的哺乳期妈妈，其宝宝发生呼吸道感染的概率仍小于瓶喂的宝宝。

（3）哺乳期妈妈或者家庭其他成员吸烟时尽量远离宝宝，吸完洗手后再接触宝宝。

（4）建议哺乳期无法戒烟的妈妈，吸烟后再哺乳，能最大地减少乳汁中的尼古丁含量。

有些妈妈很注重饮食，会刻意避免吃一些食物，来预防宝宝过敏等状况，其实没有必要。妈妈只要保持良好的饮食习惯，正常饮食即可。如果在食用某种食物后，宝宝出现烦躁爱哭、过敏等症状，可以考虑暂停该食物。酒精和尼古丁是应该能避免就避免的，如果实在无法避免，母乳仍然是最适合宝宝的食物，妈妈需要选择合适的时机摄入含酒精和尼古丁成分的食物或饮品，让乳汁中的含量尽可能低。

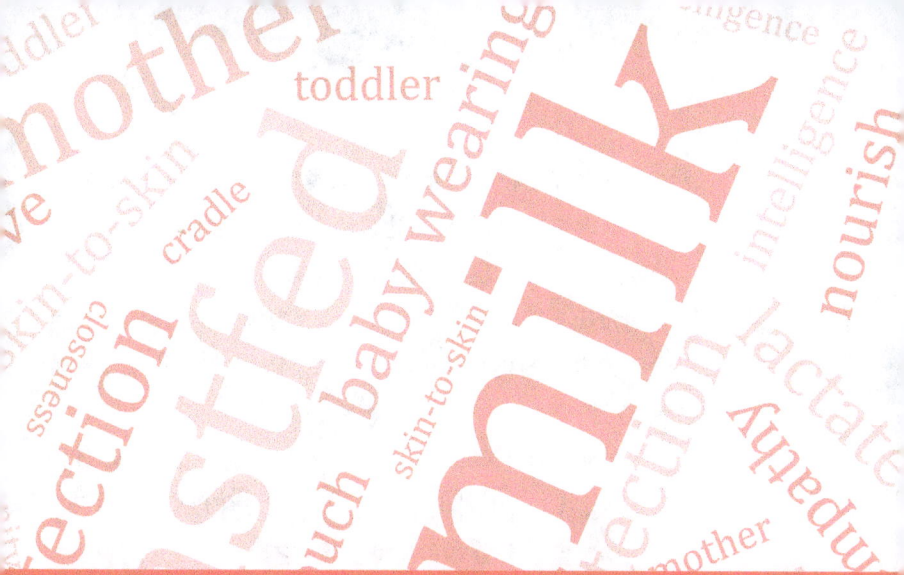

重返职场——哺乳、工作两不误

· 背奶妈妈，"喂"爱坚持

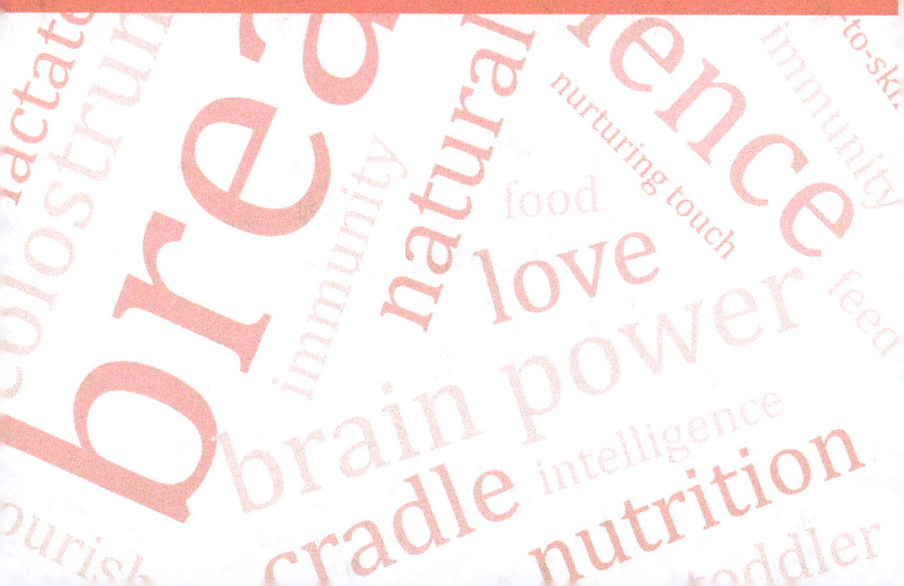

一、在职场中坚持哺乳的好处

许多理论和研究都证实，人类正常离乳的时间是 2—7 岁。但现实是，妈妈们一边认为爱自己的宝宝，要给他 / 她最好的，一边又以自己的主观意志来剥夺他 / 她的权利。

为什么不再给宝宝喂奶了？因为妈妈要上班了；因为误认为自己的奶水"没营养"了；因为觉得要给宝宝锻炼"独立性"了……

其实即使上班，也可以做一个快乐背奶的妈妈；即使母乳在宝宝出生后半年、1 年，甚至是 2 年以后，它也可以提供给宝宝部分营养和免疫物质，它给宝宝带来的免疫性的好处，甚至在宝宝离开母乳几年内都存在。

母乳可以给到宝宝持久的保护。

在职场中坚持母乳喂养利大于弊。相关文献指出，在职场中母乳喂养不仅对婴儿、母亲有好处，甚至对雇主也有好处。Cohen 等人（1995）研究发现，母乳喂养儿发病率较低，因此他们的父母也较少请假。[7] Bailey 等人（1993）认为，雇主支持母乳喂养，可以让员工感受到雇主的鼓励、支持与尊重，因而离职率会更低。[8]

联合国儿童基金会（UNICEF）的前任主席 James Grant 认为，哺乳是妇女及婴儿应有的权利，促进母乳哺育是社会的责任。

二、职场哺乳的关键

职场妇女持续哺乳的关键是维持泌乳。因为，此阶段乳汁分泌的量主要取决奶水的移出量，即奶水移出越多，乳汁分泌越多。

"背奶"妈妈需要合理调整作息

随着社会的进步,"背奶族"妈妈越来越被整个社会所接纳。这里我们也为重返职场后的"背奶"妈妈提供一些指导建议:

1. 产假结束前 1 周,妈妈可以开始准备调整作息,也可以建立自己的母乳库,以应对初返工作时可能出现的乳汁减少。

2. 开始练习用手挤奶或使用吸奶器。

3. 调整喂奶和挤奶时间:

(1)出门前先给宝宝哺乳,工作开始前先挤奶。

(2)午休时间挤奶。

(3)下午工作空档时挤奶。

(4)下班后先挤奶再回家,或下班后立刻回家给宝宝哺乳。

4. 可能的话,安排在周三以后开始产假后的第一天上班。

5. 掌握乳汁储存、解冻的方法,并做好储存准备。

此阶段乳汁分泌的量主要取决于奶水的移出量,因此,工作期间要坚持定时挤奶。在挤奶时,适当应用按摩及挤压技巧,并在温暖、安静、隐秘的空间挤奶,可以增加挤出来的奶水量。

三、冷藏或冷冻过的乳汁会没有营养吗

不可否认,冷藏或是冷冻过的乳汁,的确会比新鲜的乳汁少了那么一点点营养成分,但即使是这样,冷藏或冷冻过的乳汁的营养成分也远比奶粉要全面。所以,妈妈们千万不要因为怀疑自己的乳汁冷藏或是冷冻过了,没有营养了,就盲目地给宝宝添加奶粉。

四、几种增加泌乳量的方法

（1）增加亲喂及挤奶的次数。

（2）上班前及回家后尽可能直接哺乳（亲喂）。

（3）用手挤奶促进喷乳反射。

（4）在温暖、干净、隐秘的空间挤奶。

（5）在婴儿吸奶的同时挤另一侧乳房。

（6）适度按摩乳房及挤压技巧，增加挤出来的奶水量。

（7）挤奶前热敷、按摩背部、听音乐放松。

IBCLC 小贴士

储奶容器的选择和存放条件

玻璃瓶、聚丙烯材质的容器、储奶袋可以用来储存乳汁。不要用双酚A材料的容器。一旦乳汁进入你选定的容器，可有以下3种选择：

1. 直接让健康足月宝宝吃掉的母乳：

（1）室温 25—37 摄氏度时，可以存放 4 小时。

（2）室温 15—25 摄氏度时，可以存放 8 小时。

（3）室温小于 15 摄氏度时，可以存放 24 小时。

（4）乳汁不能储存在超过 37 摄氏度的环境里。

2. 放进冰箱冷藏的母乳：

冷藏温度在 2—4 摄氏度，可以储存 6—8 天。

3. 冷冻的母乳：

（1）在单门冰箱的冰冻室中，可以储存 2 周。

（2）在双门冰箱的独立开门的冷冻室，可以储存 3 个月。

（3）在恒温冰柜中（-20 摄氏度），可以储存 6 个月。

（4）解冻母乳最安全的方式是，在冷藏室里放一夜，或是拿着容器放在流动水中冲，并逐渐提高水温，将其加热到舒适的喂养温度。

五、不要因为上班而粗暴断奶

母亲某一天粗暴地对自己的宝宝说，"好，我认为我的付出已经够了，你可以离开我的乳房了"，这叫"断奶"。突然性的"断奶"会让妈妈乳房胀痛、身体不适，也会让宝宝觉得妈妈怎么会突然不爱自己了，当然也剥夺了宝宝继续享受母亲乳汁内的营养和免疫成分的权利。

断奶和自然离乳是有区别的。

六、自然离乳

现在我们更推崇"自然离乳"，由宝宝来主导的离乳过程。宝宝不会永远粘在妈妈的乳房上，他 / 她总有一天会对你的乳房说"再见"。

其实，当宝宝开始吃第一口辅食时（一般认为出生以后的 6 个月），就已经开始离乳了。这个过程可能要持续 1 年甚至是几年。在这个过程中，你给予宝宝的辅食逐步地增加，你的乳汁会逐步减少，直至你的宝宝对你的乳房说"再见"。

但请妈妈们记住，即使是少量的乳汁，也可以给予宝宝必需的营养成分和免疫物质。

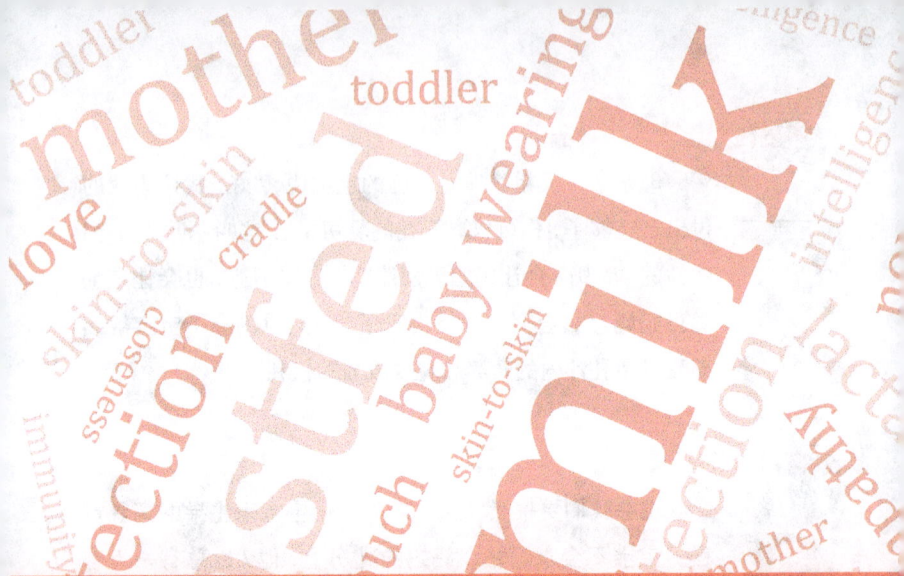

母乳喂养到底持续多久为宜

· 母乳能够持续给予宝宝保护

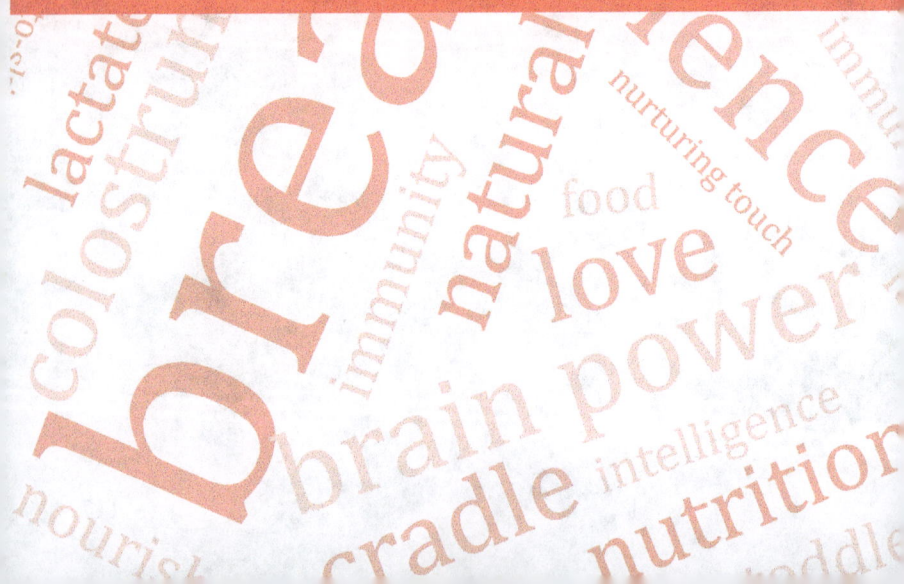

母乳喂养应该持续多久？究竟该何时给孩子断奶的争论一直没有消停：有的说 1 岁断奶最好；有的妈妈认为自己去上班了，就应该给孩子断奶了；有的妈妈说要坚持到孩子不吃为止……真是令人莫衷一是。到底谁说的最在理？就让我们一起来聊聊这些观点。

一、妈妈们的不同观点

1. 坚持"早断奶"妈妈的观点

豆妈说："6 个月后，我就要回去上班了，上班可忙了，还要背奶。再说奶挤出来，会不会很容易坏掉？老人也说，来了月经之后，奶水就会没有营养了，6 个月后的奶水只能给宝宝漱漱口，那我何必不断掉？"

2. 坚持"晚断奶"妈妈的观点

宝妈说："孩子想吃，为什么不给他 / 她吃？我的好几个国外亲戚都告诉我说，孩子总有一天会离开妈妈的乳房，妈妈们不必强加干涉。再说，国外的医生都不建议给妈妈开回奶药，认为这不人道。所以，我要坚持喂到孩子不要吃为止。"

其实，任何一种哺乳动物，包括我们人类，只有在幼年时期需要吃妈妈的奶。长大了，总有一天，宝贝们都会离开妈妈的乳房。我们人类的宝宝，如果不对他 / 她进行任何的干预，离开妈妈乳房的时间可以持续到 2 岁以上。

二、长期持续母乳喂养的好处

（1）母乳根据宝宝的成长需要会随时变化。第 2 年，妈妈分泌的乳汁显著地提高了脂肪含量和能量，血清素和溶解酶素也在不断增加。

（2）持续母乳喂养可以避免婴幼儿营养不良，尤其是营养不良高危人群。母乳能提供6—11个月大婴儿所需热量的50%，第2年以后母乳仍能提供儿童一天所需蛋白质及热量的1/3，确保儿童得到足够的能量及营养，而且这些营养可能从家庭饮食中不易得到。

（3）持续母乳喂养可以提供儿童所需的维生素A，有效预防维生素A的缺乏。

（4）持续母乳喂养，还可以让宝宝得到母乳中宝贵的免疫物质，帮助宝宝预防感染。对于一名在托儿所的幼儿来讲，母乳中提供的溶菌酶水平不断上升，足以让宝宝应付外界环境中的细菌。

（5）持续母乳喂养，对母婴双方均具有保护作用，并且该作用与母乳喂养之间呈剂量正相关，即母乳喂养时间越长，保护作用越明显。

所以，现在我们提倡长期母乳喂养，母乳＋辅食至宝宝2岁以上。

当然，妈妈在漫长的母乳喂养路上，可能会遇到困难、遇到质疑、遇到不理解。这个时候最需要的是：与生俱来的母爱＋满满的自信＋专业支持。

【知识链接】

▲ 母乳喂养要持续多长时间

世界卫生组织和联合国儿童基金会（WHO & UNICEF），美国儿科学会（American Academy of Pediatrics），美国公共卫生协会 (American Public Health Asscoiation) 都建议："纯母乳喂养6个月，6个月以后添加辅食，持续母乳喂养至2岁以上。"

断奶——水到渠成最完美

· 自然离乳是妈妈带领宝宝进入成长新阶段的一个里程碑

很多妈妈会有这样的疑问，到底喂奶该多长时间？这里再重申一次国际权威机构的推荐：世界卫生组织（WHO）指出，婴儿应该在出生6个月内纯母乳喂养，6个月后添加安全和足够的辅食，并且同时继续母乳喂养到2岁及以上。美国儿科学会（AAP）推荐，母乳喂养至少要进行到宝宝1岁，并且可以继续母乳喂养。也就是说，为了满足宝宝生长发育要求，母乳喂养应该是婴儿出生6个月内唯一且最好的喂养方式。我们的建议是，如果条件允许，母乳喂养可以持续到2岁以上。

一、断奶听谁的

很多时候似乎断奶都是由妈妈决定的，比如妈妈的产假到期了，要去工作了；比如妈妈出现乳腺炎了，或者生病了；比如妈妈要出差了。其实，我们提倡自然离乳，也就是让宝宝来主导，尊重宝宝的需求，不贸然强行断奶，理解断奶是一个水到渠成、循序渐进的过程。除了妈妈和宝宝的意愿，还需要家庭其他成员的支持，爸爸、奶奶或者外婆等其他亲戚，也该学习正确的育儿理念，而不是根据想象和所谓的经验中断了对宝宝健康生长发育和亲子关系都很重要的母乳喂养。

二、断奶是否需要吃药、打针

很多妈妈在断奶时也会来求诊，是不是需要口服特殊的药物或者打针？其实，人类也是灵长类哺乳动物，哺乳、离乳都是本性，不需要特别的人为干预措施。离乳是一件漫长而美妙的过程，就如同妈妈刚刚开始哺乳一样，奶量的增长是逐步的，当然下降也是一个逐步的过程。这个过程可能也会遇到很多反复，也有一些曲折，但希望妈妈们享受这个过程，带着智慧与自信，包容宝宝的焦虑不安。口服或外用药物不是必需的。突然中断母乳喂养对母婴伤害很大，采取回避宝宝或者完全一点不喂的方式，不仅会增加宝宝心里的不安，也容易造成妈妈离乳期乳腺炎。

三、喂奶时间长，奶水是否还有营养

很多时候，妈妈得到的错误信息是，奶水过了半年以上就没有营养了，因为颜色明显变淡了，因此觉得乳汁营养价值下降。其实，只是脂肪含量下降使得颜色改变，而此时宝宝的能量不再主要来源于乳汁中的脂肪，此时的乳汁更多提供的是各种免疫活性物质，如乳铁蛋白、溶酶菌、免疫球蛋白 IgA 等等。有研究表明，母乳中的免疫物质在产后第 2 年浓度增加，这可是任何食物和奶粉都无法比拟的。

四、如何科学断奶

有意识地减少宝宝哺乳次数，逐步达到离乳，是最科学、最健康的离乳方式。当宝宝需要母乳时，我们就提供给他／她。如果其他的事情或者食物让宝宝忘记了母乳这件事，那我们就悄悄地不主动提醒他／她。逐渐减低每天喂奶的总次数，而且这个时候跟平时哺乳不同，哺乳时我们提倡两边乳房尽可能多吸吮，有追奶需求的更建议两侧乳房尽可能排空。而在离乳期，这个时候往往宝宝已经开始添加辅食了，乳汁不再是唯一的食物来源，对乳汁量的要求不如从前，所以离乳期妈妈只须让乳房稍微松弛一些，没有那么涨奶就好，不需要排空。根据乳汁的分泌原理，需要量越少，大脑指挥产奶量也会越少，这样逐渐达到完全离乳。

逐步减少哺乳的时间和次数，直到自然离乳。

在离乳期间，多给宝宝一些拥抱和肌肤接触，用其他方式代替母乳伴随的亲密关系，满足宝宝的心理需求。拉长喂奶间隔，不主动提供乳汁，用其他方式安抚宝宝心理，度过漫长的离乳期。

离乳是一个漫长而具有个体差异的、水到渠成的美好过程，正确认识离乳，采取适当的离乳方式，带领宝宝进入成长新阶段的一个里程碑。

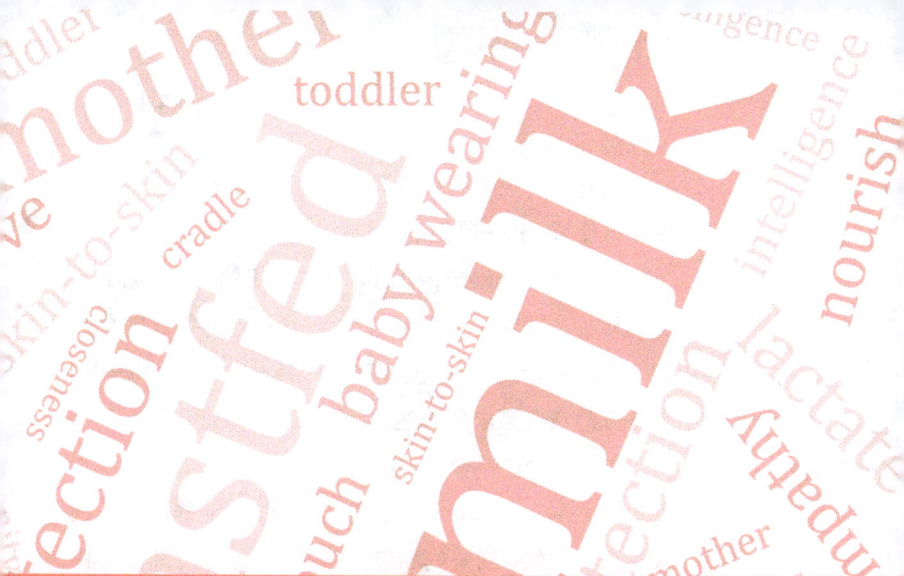

哺乳期，爸爸可以做什么

· 爸爸是家庭的保护伞，是妈妈哺乳期最重要的支持者

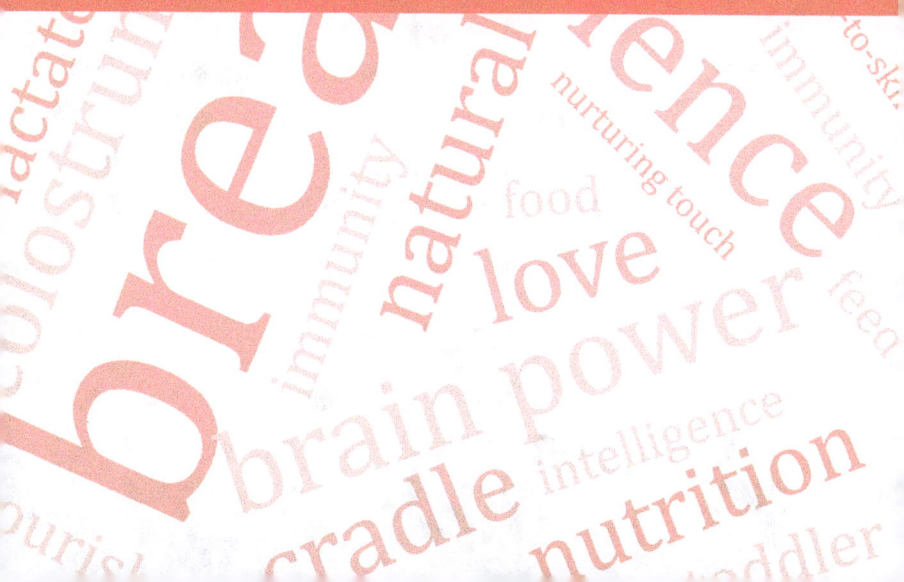

一、爸爸对于宝宝意味着什么

爸爸没有被赋予哺育婴儿的使命，那么爸爸对于婴儿意味着什么？——其他的一切！

父亲不同于母亲，他们有坚实平坦的胸膛、低沉的声音、大大的手掌，宽阔的肩膀——这些差异都能被婴儿感知，并会深深地依恋。宝宝呼唤"Ma—Ma"和"Na—Na"，那是安静或有需求的表达，给予柔和的声音或乳汁就能缓解宝宝的焦躁或饥饿。呼唤"Ba—Ba"和"Da—Da"，对于世界各地的孩子来说，都是表达欢快、嬉戏的声音。在一天结束的时候，当妈妈和宝宝都很疲惫，爸爸那不一样的味道、感觉、声音和风格，会让家里的每个人都振作起来。

二、有了爸爸的参与，母乳喂养会更容易

事实上，当一个哺乳的母亲背后有一个受过相关教育，并支持她选择母乳喂养的重要支持者，那么她的母乳喂养更有可能会成功。对于许多母亲，这个重要的支持者就是婴儿的父亲。那么，爸爸能起些什么作用？

儿科一项研究发现，母乳喂养期，丈夫的支持和鼓励比专家的指导更重要。

1. 孕期，爸爸陪着妈妈一起参加母乳喂养的培训课程

现实中，在我们的妈妈课堂中，只要爸爸能来，他经常会是最好的学生。当妈妈们感到疲惫和不堪重负时，爸爸提供了另一个耳朵来帮助整理所有的信息。当他知道母乳喂养的好处、可能存在的问题以及真正的解决方法时，那母乳喂养就会成为一个家庭的选择和共同的努力。

2. 产后一段时期内，保护妈妈和宝宝免受打扰

产后新妈妈和宝宝常常会被络绎不绝的访客打扰，这会让妈妈得不到休息，婴儿因受到周围的影响而变得易激

惹，从而严重影响最初的母乳喂养，甚至这有可能会促使妈妈瓶喂宝宝。爸爸可以采用一些有效而得体的方式来应对访客：比如贴张纸条在医院病房门口或家门口，告知亲友"感谢关心，但妈妈和宝宝需要安静（或母亲和婴儿需要一些私人空间）"；也可以把电话关掉，让应答机接电话是另一种避免干扰的方法。相信那些真正希望母亲和婴儿能安静休息的亲友是会理解的，毕竟产后最初一段时间是建立母乳喂养的关键时期。

3. 照顾好妈妈，当好"贤内助"

哺乳期，奶爸作用无穷大。

哺乳期妈妈经常会忘了照顾自己，此时的爸爸就会看到妈妈所有的需要，并细心地照顾好妈妈。当妈妈准备哺乳时，他能唤醒宝宝并将其抱给妈妈；他应该能帮妈妈安顿好她最喜欢的哺乳体位，并贴心地放好枕头或脚凳；当妈妈开始哺乳时，爸爸可以准备一杯温水放在妈妈手边；确保哺乳期妈妈吃得好、休息好，也是爸爸的一项重要的工作。当然学会给宝宝换尿布、穿衣服、洗澡，更是爸爸义不容辞的责任。

4. 当一个啦啦队长，时刻为妈妈加油

在产后几天或最初的几周时间里，当母乳喂养面临不适或睡眠的缺失，新妈妈们往往会质疑她们的决定。事实上，这种疲倦与他们是新手爸妈的关系更大。此时，当爸爸的尤其需要稳定自己的情绪，可以和妈妈一起回忆当初为什么要选择母乳喂养；可以告诉妈妈，事情会变得越来越好；可以鼓励妈妈，她做得已经很好了。如果问题持续得不到改善，就应该鼓励她寻求帮助。

5. 果断地抵制批评，总是支持妈妈

母乳喂养的妈妈们，有时会受到家人和朋友的批评或质疑。如果这种情况发生，爸爸需要有策略地帮助应对，即使指责批评者是他自己的母亲。爸爸可以从母乳喂养的好处开始与家人沟通，千万不能让家人对母乳喂养的质疑和批评愈演愈烈。有时，知识能平息负面意见。如果继续批评，作为爸爸可能有必要坐下来，与家人或朋友一起交流、解释，希望大家能尊重并支持整个家庭的选择。

6. 与宝宝建立亲密关系

相比妈妈，爸爸与宝宝建立的亲子关系是很不一样的。许多专家认为，随着宝宝的成长，爸爸的角色会变得越来越重要。在婴儿初期，爸爸通过给宝宝洗澡或按摩来增加与宝宝的接触。如果爸爸强烈地希望体验一次哺喂宝宝的感觉，那在宝宝满月以后，偶尔使用一次奶瓶喂奶也是可以的。爸爸可以这样做：将婴儿紧紧抱在裸露的胸前，用奶瓶喂养宝宝。有了爸爸的参与，孩子会变得更加活跃，更愿意与人交流，爸爸会发现与宝宝一起玩耍，是与其建立亲密关系的最佳途径。

IBCLC 小贴士

爸爸是家庭的保护伞

◇ 关于育儿，爸爸能做的还有很多！

◇ 爸爸，请不要缺失家庭互动！

◇ 有了爸爸的参与，妈妈和宝宝才能更安心！

Part 4
母乳喂养需要一点技巧

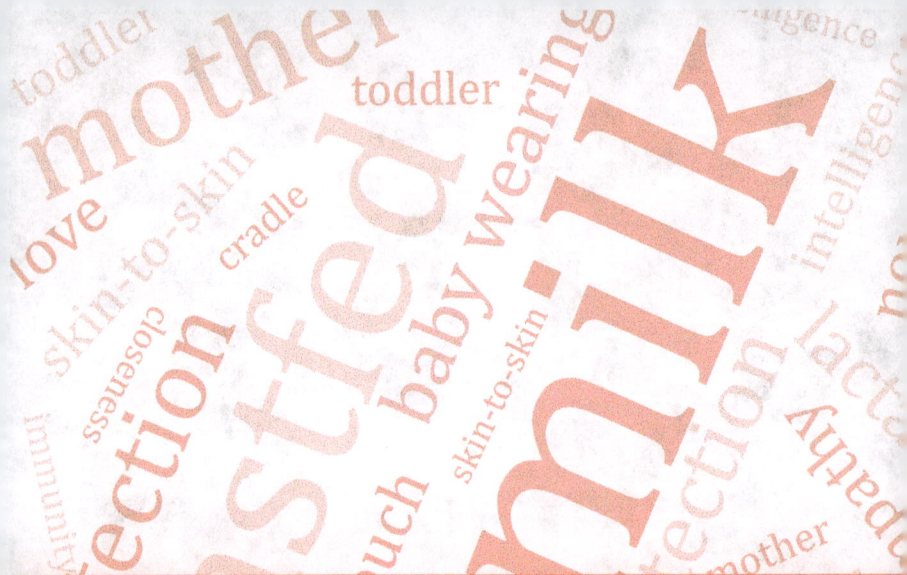

关于正确的哺乳姿势

- 关于哺乳姿势，妈妈和宝宝都舒服就 OK

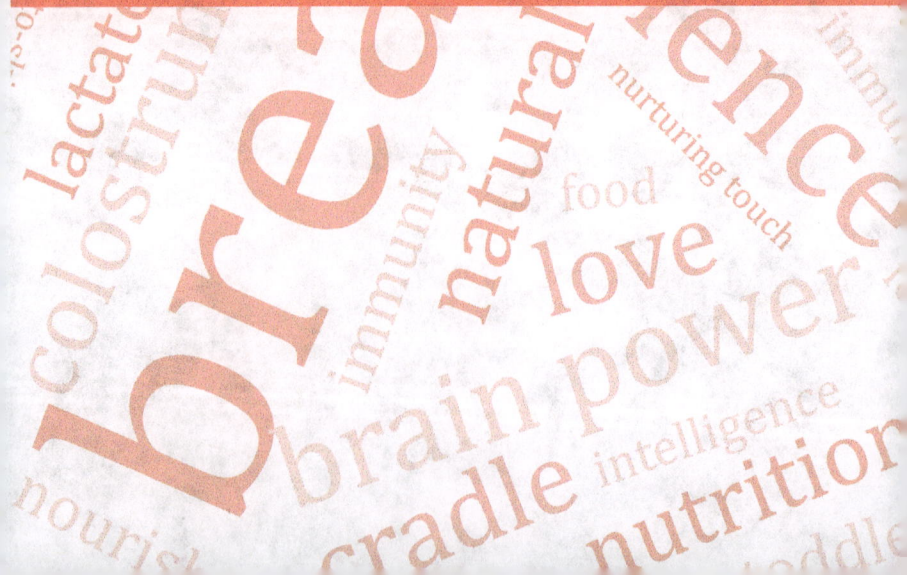

一、正确的哺乳姿势

　　所谓正确的哺乳姿势，就是能让妈妈和宝宝在整个哺乳的过程中都感觉舒适，这样可以预防和减轻乳房、乳头疼痛的问题，同时这也是维持奶量的基本要素。因此，对于一个新妈妈来说，从一开始就应该重视哺乳姿势的调整。

1. 摇篮式哺乳法（图15）

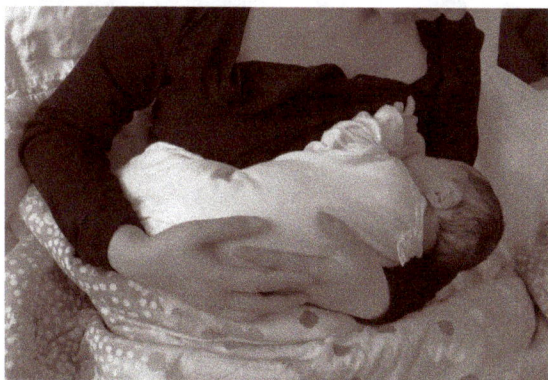

图15　摇篮式哺乳法

辅助用具：
枕头
靠垫
脚凳

具体做法：

（1）宝宝的头枕于妈妈的臂弯中。

（2）宝宝身体转向妈妈，腹部贴于妈妈的腹部。

（3）妈妈的手托着宝宝的臀部。

要点：

（1）妈妈手臂下方，腰背部空隙处，可以垫枕头或靠垫，支撑身体的重力（必要时可用脚凳）。

（2）普遍适用。

131

2. 交叉摇篮式哺乳法（图16）

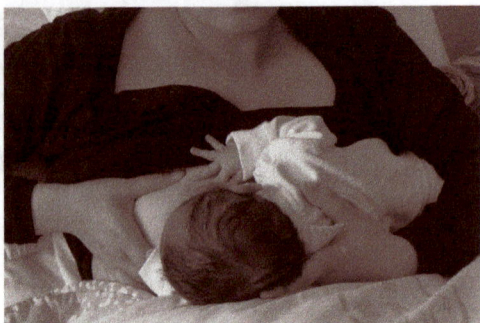

图16　交叉摇篮式哺乳法

具体做法：

该方法与摇篮式相似，妈妈环抱宝宝的手臂换成哺乳乳房的对侧手臂。

要点：

（1）注意不要用手掌固定宝宝的头部，这样宝宝可能会抗拒而离开乳房。

（2）该姿势比较适合早产或含乳困难的宝宝。

3. 橄榄球式哺乳法（图17）

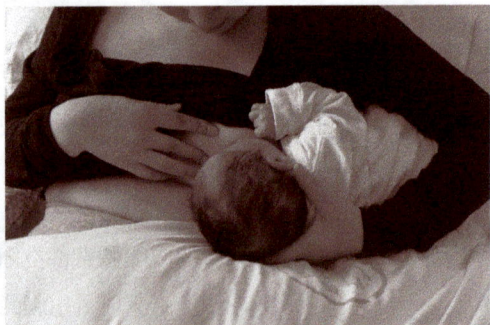

图17　橄榄球式哺乳法

具体做法：

（1）宝宝放在体侧的胳膊下方，面向妈妈，鼻子到妈妈的乳头高度，宝宝双脚伸在妈妈的背后。

（2）妈妈用一侧手托起宝宝的肩、颈和头部。

要点：

（1）采用该哺乳姿势时，妈妈可以看清楚宝宝整个的面部表情。

（2）比较适合刚做完剖宫产手术的妈妈、乳房比较大的妈妈。

（3）双胞胎宝宝同时哺乳。

4.侧躺式哺乳法（图18）

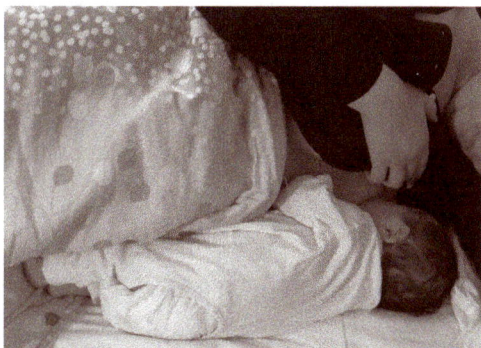

图18 侧躺式哺乳法

具体做法：

（1）妈妈在床上侧卧，背后用枕头垫高上身，斜靠躺卧。

（2）宝宝面向妈妈侧躺，腹部贴着妈妈的腹部，头对着妈妈的乳房。

（3）宝宝的嘴和妈妈的乳头保持在同一水平线上。

要点：

（1）该姿势比较适合剖宫产手术后的妈妈以及夜间哺乳。

（2）采用这种姿势时一定要注意安全，不能躺在软床或者水床、软沙发上使用，床上不能放过多的床品。

（3）妈妈在哺乳的过程中要注意观察宝宝吃奶的状况。

5. 半躺式哺乳法（图19）

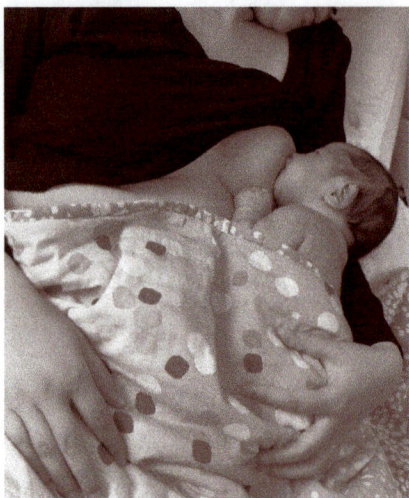

图19 半躺式哺乳法

具体做法：

妈妈半躺在床或沙发上，宝宝腹部朝下趴在妈妈的身上，头稍侧向一边。

要点：

该哺乳姿势又称为"生物养育法"，妈妈和宝宝都会释放所有本能和反射，使哺乳更加地轻松和愉快。

二、有效的含乳方法

其实哺乳姿势不仅仅拘泥于以上几种，只要适合妈妈和宝宝的就是正确的。那么，除了哺乳姿势，正确的含接也至关重要。我们倡导"宝宝主导式的含乳"方式，妈妈只要起到协助作用，而不是拼命地将乳头塞进宝宝的嘴巴里。具体做法：

（1）将宝宝放在一个舒适的位置，宝宝的头颈、肩部、背部及臀部都能得到支持，宝宝紧贴着妈妈的胸腹部，宝宝面对乳房，鼻子对着乳头。

（2）当宝宝找到妈妈的乳头时，他／她会张大嘴巴，这个时候你会看见宝宝的舌头。

（3）当宝宝的嘴巴张得足够大时，让他／她的肩膀更加靠近你，这样他／她的头就会后仰。

（4）当宝宝吸吮得很好时，他／她的下巴会紧贴你的乳房，同时他／她的鼻子和乳房之间会有一定的间隙，你会感到舒服并且没有疼痛。

（5）当宝宝开始吸吮时，如果你感到乳头疼痛，且持续无改善，这时你可以将小拇指慢慢地放入宝宝的嘴角，让宝宝停止，然后重新开始含乳，鼓励宝宝让他／她的嘴巴张得再大些。

（6）当宝宝开始吸吮时，此时你的乳汁流量可能会比较大，这时宝宝可能会主动放开乳头，不用担心，用刚才的方法再帮他／她重新含乳就可以了。

（7）一般情况下，当宝宝吸到足够的乳汁时，会主动离开妈妈的乳房。

IBCLC 小贴士

宝宝吸吮得好的标志

1. 宝宝张大嘴巴，含住大部分乳晕。

2. 宝宝的下巴紧贴乳房。

3. 宝宝的嘴唇在乳房上呈密封状态，下唇外翻。

4. 宝宝吸吮时，面颊鼓起呈圆形。

5. 宝宝有节奏的"慢而深"的吸吮，中间停顿咽奶，你甚至可以听到宝宝的吞咽声。

6. 妈妈的乳头不会感觉疼痛。

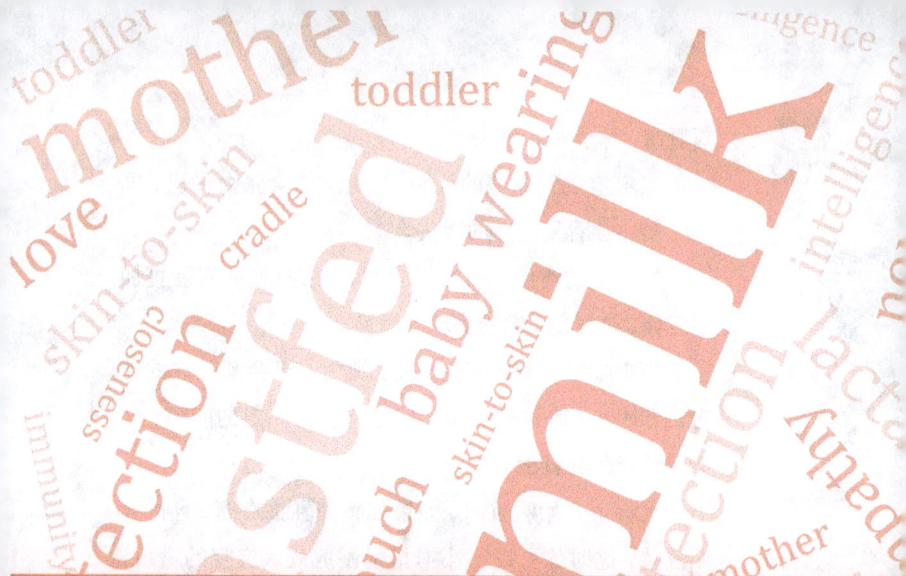

如何帮助宝宝拍嗝

- 给母乳喂养宝宝拍嗝不是必须的

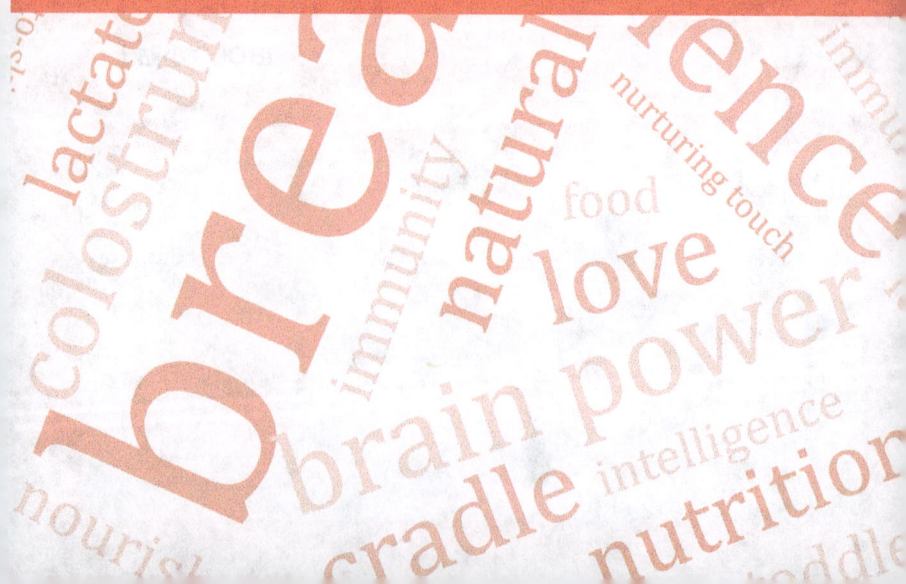

一、给母乳喂养的宝宝拍嗝并不是必须的——喂得好，能减少空气吸入

如果你已经采用了各种方法帮助宝宝拍嗝，经过几分钟宝宝还是不打嗝，那么也许他／她不需要打嗝，所以你也不用太担心。

哺乳时，妈妈要将宝宝紧贴着自己抱在怀里，宝宝的脸对着乳房，这样当宝宝的头微微后仰、张大嘴巴时，就能顺利含上乳房。宝宝一旦含上乳房，你就会看到他／她的下颌开始运动，这个动作会传达到你的大脑，现在是哺乳开始时间。当乳汁开始流出，你又会看到宝宝的下颌有节奏的"开大—闭合"运动。当宝宝吞咽乳汁时，你可以听到他／她吞咽的声音，一开始可能是一个比较小的声音，好像喉咙口发出一个柔和的"喀"音，随着乳汁流量的增加，你会更容易听到吞咽声。宝宝在哺乳时吸吮运动的模式基本就是这样的：吸吮—吞咽—呼吸—吸吮—吞咽—呼吸……这样有节奏的模式，周而复始地贯穿于整个喂养过程中。在这样一个哺乳过程中，宝宝不太有机会吸进空气，因此哺乳后拍嗝就显得不那么必要了。当然，在哺乳过程中你要细心观察，发现一些需要拍嗝的信号，适时地帮宝宝拍嗝，会让宝宝感觉更舒服。

二、几个常见的拍嗝信号

（1）哺乳时，妈妈能听到宝宝大口大口吞咽的声音。

（2）宝宝吃奶比较快速。

（3）妈妈的喷奶反射强烈。

（4）宝宝吃奶时不太专心，吸吮速度比较慢。

（5）哺乳后宝宝表现得比较烦躁，面部表情比较痛苦。

【知识链接】

▲ 母乳喂养的宝宝很少会胃胀气

事实上，相比奶瓶奶头喂养的宝宝，母乳喂养的宝宝很少会发生胃部胀气的问题。一方面，母乳喂养的宝宝更能控制乳汁的流出，他们可以通过调整吮吸频率，来帮助自己更好地协调吞咽和呼吸。另一方面，母乳喂养宝宝因为哺

乳频率较高，每次的进食量也不大，且哺乳姿势相对奶瓶喂养更为直立，这些都避免了吸入大量空气的可能。

三、拍嗝时机的选择

（1）听到宝宝大口大口急促的吞咽声，妈妈可以中断哺乳，帮宝宝拍嗝后再继续。

（2）宝宝需要换边哺乳时，也是一个适合拍嗝的时机。

（3）哺乳结束后拍嗝。

四、介绍几种拍嗝的姿势

1. 趴在肩上（图 20）

这是最常用的姿势，也是最容易做的。

将宝宝竖着抱起，让他/她趴在你的肩头，然后轻拍或摩擦宝宝的背部直到他/她打嗝。

注意要点：一定要支撑好宝宝的头部和颈部，让他/她的头颈部靠在你的肩部。此时最好能在你的肩膀垫一块毛巾，以防宝宝打嗝时吐奶。

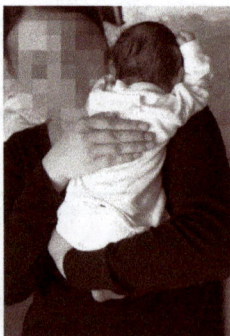

图 20　趴在肩上的拍嗝姿势

2. 坐在腿上（图 21）

让宝宝坐在你的腿上，一只手扶在宝宝对侧腋下，支撑住宝宝的身体,让宝宝略微前倾倚在你的前臂,这样能对宝宝的腹部造成反作用力;另一只手轻拍或摩擦他/她的背部,直到宝宝打嗝。

注意要点:支撑住宝宝的头部,可以让宝宝的下巴自然搁在你支撑其身体的手臂上。

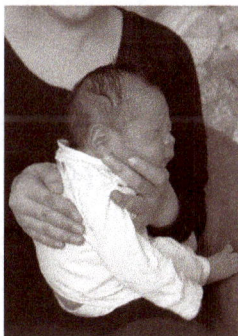

图 21　坐在腿上的拍嗝姿势

3. 趴在大腿上(图 22)

让宝宝俯卧趴在你一侧大腿上,让他/她的腹部着力在你的腿上,然后轻拍或摩擦宝宝的背部,直到他/她打嗝。

注意要点:你的一只手要托住宝宝的头、颈部。

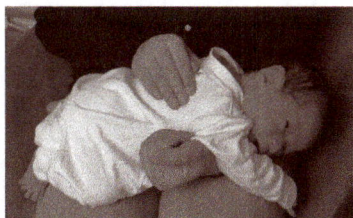

图 22　趴在腿上的拍嗝姿势

IBCLC 小贴士

帮宝宝拍嗝的工作可以交给爸爸来完成。相比抱宝宝、哄着想睡觉的宝宝入睡,爸爸如果能帮着刚吃饱喝足的宝宝成功打嗝,会让爸爸显得更有成就感,会让他觉得自己是个"好爸爸"。

喷乳反射——促进乳汁排出

- 每个妈妈都有喷乳反射，但感觉各不相同

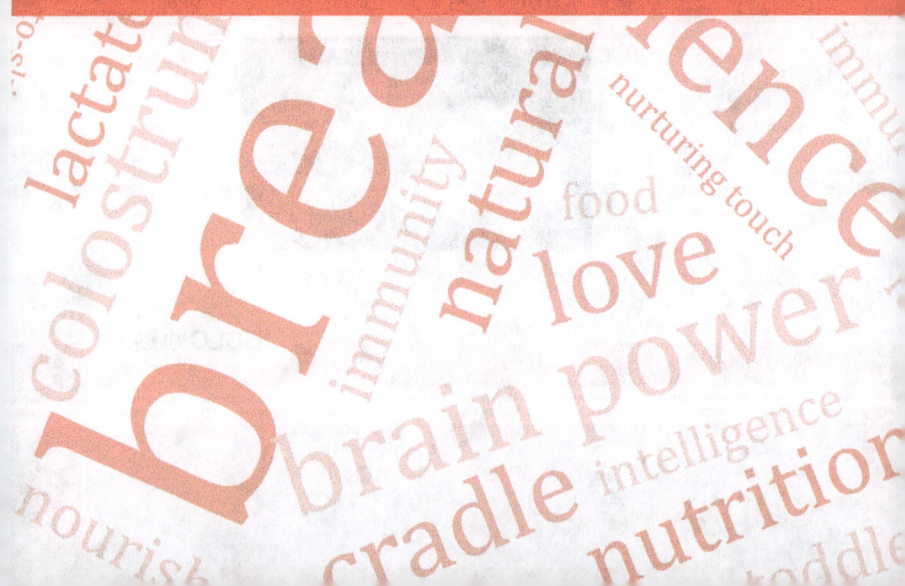

通常只有一部分乳汁聚集在乳晕旁的乳导管中，大部分乳汁合成并储存乳房后方的乳腺细胞中。当宝宝吸吮乳房时，通过有节律的吸吮，刺激妈妈的脑垂体分泌促成泌乳的两大激素——催产素和泌乳素。其中催产素经血液到达乳房，促进乳腺细胞收缩，使乳汁经乳导管流出或喷出，这称为催产素反应，或是喷乳反射，俗称下乳反射。

一、母亲发生喷乳（下奶）反射的信号

（1）产后头几天，喂奶时子宫收缩痛及恶露排出增加。

（2）一些妈妈在产后头几周感到乳房发麻或疼痛。

（3）哺乳时，乳汁从另一侧乳房上流出。

（4）宝宝大口吞咽。

（5）宝宝哺乳节奏的改变，从浅而快到深而慢的吸吮。

（6）宝宝嘴角有乳汁流出。

（7）母亲感觉放松。

二、喷乳反射在一次哺乳中会多次发生

（1）宝宝正确有效的吸吮，能够刺激喷乳反射多次发生。

（2）挤奶/泵乳时，模拟宝宝吸吮进行调整吸奶模式，能够引发喷乳反射，挤出更多乳汁。

三、母亲不良情绪会影响喷乳反射

尴尬、急促、紧张、害怕、焦虑、疼痛等不良情绪，会抑制乳汁的流出。如妈妈分娩了一个特别小的早产儿，因一直担心宝宝的情况，这种焦虑担忧的情绪抑制了喷乳反射，乳汁不容易挤出，乳汁产量就会下降。

四、促进喷乳反射，能使出奶量更多

引发喷乳反射能够促进乳汁流出，使哺乳更有效率。在挤奶或泵乳时，因其吸奶模式与宝宝吸吮不一样，刺激喷乳反射能够帮助收集到更多的乳汁，这对于新手妈妈尤为重要。

以下技巧能够帮助哺乳或挤奶的过程更顺利：

（1）在熟悉的环境中挤奶 / 泵乳，能够使妈妈情绪上放松，从而促进喷乳反射。

• 每次同样的环境会使妈妈放松。

• 一把舒适的椅子很重要（能够支撑妈妈的手臂、背部，让整个身体放松）。

• 可以多多利用枕头、靠垫，使妈妈全身舒适。

（2）减少烦心事，使妈妈放松。

• 关掉手机。

• 放点儿轻松的音乐。

• 在吸奶前准备好需要的物品，如一杯水或果汁、有营养的小点心或一本书。

• 事先安排好大的孩子，使妈妈在吸奶时免受干扰。

• 外出吸奶时，选择私密的环境免受打扰，避免妈妈的紧张焦虑感。

（3）挤奶 / 泵乳前的一些小技巧，引发喷乳反射。

• 使乳房温暖：湿性或干性的方法都有作用。如沐浴、温毛巾外敷乳房。

• 在肩膀及身上盖毯子，保持温暖。

• 在沐浴时或在挤奶 / 吸奶前温柔地按摩乳房。

• 刺激乳头，温柔地摩擦或是转圈按摩乳头。

• 放松 5 分钟，使用呼吸、想象等技巧，或是安静地坐会儿。

• 在宝宝吸吮时，在另一侧乳房挤奶／吸奶。

• 如果妈妈和宝宝分开时，打个电话回家，或是看看宝宝的照片、听到宝宝的声音等。

• 挤奶持续过程中，中断几次来按摩乳房。

• 使用单边吸奶器时，可在乳流减少时换到另一侧乳房吸奶；**来回交替几次，能够比持续性的吸奶更有效率**。

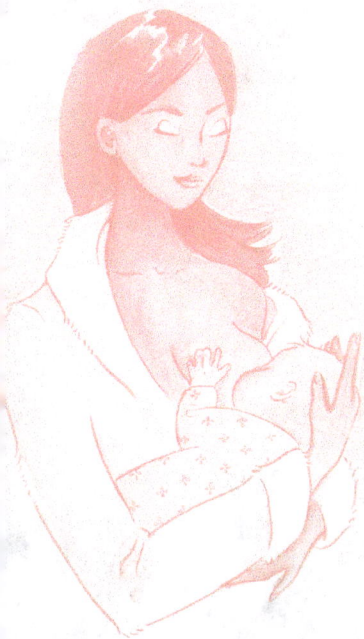

奶量突然变少了怎么办

- 找到原因最重要，切忌盲目添加奶粉

一、如何判定奶量减少

有些妈妈跟我们描述，本来前 3 个月奶量很充足，宝宝体重也很好，突然奶量一下子减少了，宝宝的体重增长变得缓慢，这到底是怎么一回事？怎么样才能让奶量多起来？

在回答这个问题之前，我们一定要确定宝宝是否真的体重增长不足。建议：

1. 正确称量体重

尽可能使用相同的体重秤给宝宝称体重；选择相对固定的时间称重。

2. 客观评价体重

使用权威的体重评价标准，如世界卫生组织发布的儿童生长发育曲线图。

3. 加拿大著名儿科医生纽曼博士（Dr. Jack Newman）的建议

一定要谨慎相信体重秤，相同的体重秤也可能会出现较大的误差。

如果体重增长不良被证实，并且真的奶量不足，我们要细心查找造成奶水变少、宝宝体重增长缓慢的原因，再根据具体的原因找出增加奶量的方法。

二、如何增加奶量

1. 频繁哺乳

在此之前，一定要确保宝宝的吸吮是有效的。很多时候，宝宝体重增长不良不是母乳的问题，而是哺乳的问题，所以一定要确保宝宝吸到母乳。为了增加奶量，鼓励妈妈频繁地哺乳,这时每天 8—12 次可能是不够的,应鼓励妈妈白天 1.5—2 小时哺乳一次,夜间至少 3 小时哺乳一次。如果宝宝睡眠的时间较长,应该把宝宝唤醒来哺乳。

2. 保证宝宝的哺乳及含接乳房姿势是正确的

错误的哺乳姿势和无效的含接会减少宝宝吸吮的奶量,同时会造成乳头疼痛问题。

3. 保证双侧乳房哺乳

每次哺乳两侧的乳房都要让宝宝吸吮,同时每侧乳房尽可能喂得时间长点,这样才能让宝宝吃到高热量的后乳。

4. 哺乳时挤压乳房

当宝宝含接好时,挤压乳房会让乳汁流动的速度变快,宝宝会对吃奶变得更感兴趣。

想要增加奶量,其实妈妈的坚持和决心最重要。

5. 避免使用奶瓶

宝宝所有的吸吮动作应该在乳房上,尽可能地避开奶嘴。

6. 如果必须使用乳头保护罩,请确保使用的正确性

纽曼医生认为,乳头保护罩是禁止使用的,理由是乳头保护罩会降低乳量;只要宝宝位置正确,根本不需要。我们建议,针对一些异常乳头,在反复尝试后,宝宝仍无法含接时可以使用。

但是根据我们的经验,随着宝宝的长大,他们终会很好地含接上妈妈的乳头,这一天可能比你想象中要快很多,所以妈妈们一定要给宝宝努力尝试的机会!

7. 在哺乳后挤奶

如果一个妈妈能很好地使用吸奶器，可以鼓励她在宝宝吸奶后用双泵的吸奶器继续吸奶。

8. 鼓励妈妈照顾好自己

虽然妈妈的饮食对乳量的影响不大，但是当她休息不好以及吃得不好时，妈妈会感到疲劳，很难去照顾好宝宝。

9. 尝试使用药物

在上述的方法都不能增加奶量的情况下，我们可以尝试使用药物增加奶量。常见的可能有催奶效果的中药有通草、茴香、葫芦巴、奶蓟等；常见具有催奶效果的西药有多潘立酮、甲氧氯普胺等。所有的药物须在医生的指导下谨慎使用。

IBCLC 小贴士

乳量减少，通常发生在刚开始乳量比较充足的妈妈身上。当乳量减少时，有些宝宝体重增长仍然是正常的，对于这些宝宝妈妈只需要观察宝宝吃奶的情形，同时持续监测他们的体重，别的不需要做什么；对于那些体重增长不良的宝宝，妈妈要仔细查找原因，如果确实是因为乳量不足引起的，妈妈可以使用上述的方法增加乳量，如果是因为宝宝自身的原因，如缺铁引起的，则要及时补充铁剂。

乳汁过多——哺乳期并非乳汁越多越好

· 乳汁产量供需平衡最完美

一、何为乳汁过多

有些哺乳期妈妈会感觉乳汁产量过剩，通常乳汁的产量是由婴儿的需求决定的，一旦乳汁供应超过需求，就会被称为泌乳过多或乳汁过多。哺乳早期较易发生乳汁产量过剩，这在初产妇中更易发生。

二、乳汁过多可能的表现

1. 完全满足了宝宝的哺乳需求后，妈妈还存有一冰箱的奶

这往往是由于宝宝可能只需要吃一侧乳房的奶，妈妈就会通过手挤或用吸奶器排空另一侧乳房。

2. 面对妈妈大流量的乳汁，宝宝表现得难以应对

母亲喷奶反射时快速流出的乳汁太强烈，可能会给宝宝带来烦恼，他／她可能会随着吸吮而发生呛奶或呛咳从而变得易激惹，会咬住并夹紧乳头。

3. 宝宝可能会体重增加，也有可能会出现体重增加不良的反常情况

这可能是由于不能控制乳汁的流速而导致摄入不足，或者是因为宝宝没有得到含有较高热量的后奶。

4. 宝宝也可能出现以下症状

肠绞痛、绿色多泡大便、宝宝频繁打嗝、哺乳时容易哭闹。

三、乳汁过多的管理以及应对强烈喷奶反射的方法

1. 改变哺乳姿势

母亲哺乳时可以将婴儿置于一个更为直立的姿势，母亲可以选择向后斜躺或侧躺的姿势，这样可以让婴儿更好地控制流出的乳汁。可以采用图 23 趴喂哺乳姿势，也可以采用图 24 坐位哺乳姿势。

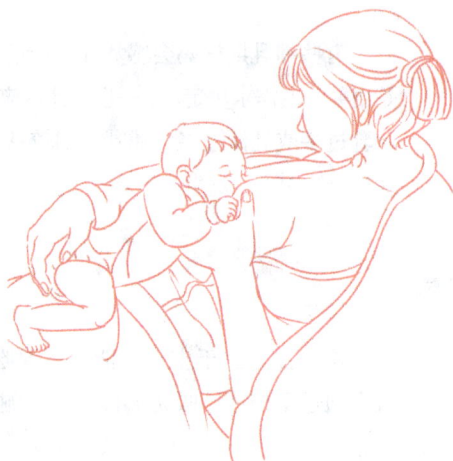

图 23　趴喂哺乳姿势（又称半躺式哺乳）

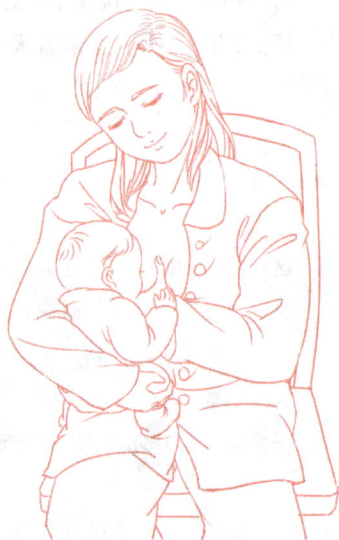

图 24　坐位哺乳姿势

2. 哺乳策略的调整

（1）乳汁流量太大，或喷奶反射强烈时，妈妈应该允许宝宝中断哺乳，此时，宝宝可能需要通过打嗝来缓解之前快速吸入的大流量乳汁而导致的不适感觉。

（2）用手按压，降低乳汁流速。用"剪刀手"压住乳晕处或用手掌根部压住乳房，这样可以限制流速。

（3）有时可以在哺乳前先挤掉一些乳汁，很多妈妈感觉这个方法是有效果的。

（4）减少泵乳，以避免因持续刺激而导致过度产奶。

（5）冷敷。肿胀不适时，用冷敷会有帮助的。

3. 若已明确妈妈为产奶过多，需要逐步降低乳汁供应，可以采用单边哺乳的方法来控制乳汁产量

（1）一个哺乳周期只给予一侧乳房哺乳，期间这一边宝宝需要吃几次就几次。

（2）单边哺乳周期根据妈妈的情况可以逐渐延长（2—6 小时，甚至更长）。

（3）让另一侧乳房保持充盈，若妈妈感觉肿胀不适，可以适量挤出些乳汁直到她感觉舒服。挤出的乳汁正好能缓解乳房的胀满感即可，不要将这侧乳房的乳汁都排空。

（4）经过一个哺乳周期后，再换边哺乳。这样的调整经过4—7 天，乳汁过多的情况应该会有改善。

IBCLC 小贴士

假如宝宝对乳汁流量的应对存在困难，但体重增加不理想，我们不建议妈妈直接就采用单边哺乳的方法来控制产奶量。此时，可以先通过调整哺乳姿势或者哺乳前先挤掉一些乳汁，让宝宝能吸到尽可能多的后奶。必要时，妈妈和宝宝可以寻求帮助，接受专业的评估，找到原因后采取针对性的措施妥善解决问题。

在本书的后记——"笔者的哺乳故事"中提到，宝宝在5个多月的时候突然拒绝哺乳的问题，这是笔者最纠结、遗憾之处——如此充足的乳汁，宝宝怎么说不吃就不吃了？究竟是因为生妈妈的气，还是其他什么原因？大家如果仔细阅读了本书及此篇文章，会对笔者当时的情况有所分析判断吗？笔者自己回忆了当时的情况，又结合目前的知识及经验，做了如下分析：

◆ 乳汁过多可能是"元凶"。

典型的过度产奶——当时我的宝宝每次只能吃一侧乳房，且哺乳后乳房并没有显著感觉松软。因此每次哺乳后，我都会用手挤＋吸奶器吸两侧乳房的奶，差不多可以吸出150—200ml，因为我很担心会因乳房肿胀得乳腺炎。

宝宝的表现也印证了乳汁过多的可能——宝宝经常在哺乳刚开始的时候吸吮几下后突然吐出乳头，往往这时我会看到快速喷出的乳汁喷满宝宝的脸；宝宝的大便较多，有时是绿色，泡沫丰富，经常会引起尿布疹。这些都提示宝宝可能吸入的前奶过多。

◆ 烦躁的情绪是"帮凶"。

笔者当时总是会在回到家给宝宝喂奶时忍不住发出抱怨，这是会让宝宝听到的，宝宝可能真的在体谅妈妈，才会拒乳也说不定。

各位妈妈了解了笔者的情况，结合上述文章的阐述，应该能够分析并提出一些有效的应对措施。乳汁并不是越多越好，它会给宝宝和妈妈都带来困扰。当然，一旦遇到宝宝突然拒乳的情况时，不要轻易就放弃或停止哺乳，一定要让自己冷静下来，寻找原因、寻求帮助，要多给宝宝一点时间、多给宝宝一点耐心、多给宝宝一点爱心，他/她都能体会到的。让你的母乳喂养能重新回到正常的轨道并持续下去。

如何唤醒"昏昏欲睡"的宝宝

- 没有真正意义上的懒宝宝，爸爸妈妈需要去观察发现宝宝的兴趣点经常会碰到妈妈会这么说："我的宝宝太懒了，吸奶很容易睡着，怎么弄都不醒。"其实并不是宝宝懒，只是宝宝容易进入睡眠状态。造成宝宝"昏昏欲睡"的原因是多方面的，比如不良的含接姿势会让乳汁流动变得缓慢，因而宝宝容易入睡；环境中的干扰因素太多，宝宝也会容易睡着。

为了让宝宝获得充足的奶水，同时保持母亲正常的乳汁分泌，宝宝必须每天至少吸吮妈妈的乳房 8—12 次。母乳喂养的宝宝是按需喂养，所以宝宝可能会频繁吸吮（间隔 1—2 小时），也有可能间隔比较长（4—5 小时的睡眠时间也被看作是正常的）。因此，**建议妈妈不要去看一两次的哺乳间隔，而应该看一整天的哺乳情况。**

如果宝宝一天吸吮的次数少于 8—12 次，其睡眠的时间过长，可能会得不到充足的乳汁而发生低血糖的情况，妈妈的乳房也会因为得不到足够的刺激，造成产奶量下降。因此，**妈妈需要唤醒宝宝让他／她吸吮得更多。建议在宝宝浅睡眠时唤醒，而不是深睡眠的时候。**

不同的宝宝需要不同的唤醒技巧，从以往的经验看，妈妈会找到一个适合自己的唤醒宝宝以及让宝宝对吃奶感兴趣的技巧。以下的唤醒技巧中，妈妈们不需要使用太多，每次使用一两个，这样能让妈妈找到最适合自己宝宝的唤醒方法，并且更好地管理自己的哺乳。

一、唤醒技巧

- 当宝宝处于浅睡眠时，试图唤醒他／她。浅睡眠的宝宝即使宝宝的眼睛是闭着的，我们也可以观察他／她眼皮下的眼球运动、肢体运动、吸吮运动以及面部表情的改变。
- 调暗灯光，太亮的光线会让宝宝闭上眼睛。
- 移走宝宝的毛毯，吸吮会让宝宝的体温上升，太热时宝宝容易睡着。

- 跟宝宝说话，试着眼神沟通。
- 让宝宝的背部睡在平坦的物体表面（床或者沙发通常太过柔软）。

二、增加刺激

- 按摩或轻拍宝宝的背部，妈妈还可以用手指沿着宝宝的脊椎向上攀爬。
- 给宝宝换尿布。
- 温柔地按摩宝宝的手和脚。
- 增加宝宝和妈妈的肌肤接触。
- 用冷的、湿润的布擦拭宝宝的前额和脸颊。
- 用手指轻轻地在宝宝的嘴唇上画圈圈。
- 挤一点点乳汁在宝宝的嘴唇上。

三、让宝宝在吸奶时一直保持兴趣

- 可以用手托住乳房，避免乳房的重量一直压在宝宝的下巴上。
- 挤压乳房保持乳汁的流动。
- 当宝宝对吸吮开始失去兴趣时，马上换到对侧的乳房。
- 给宝宝拍嗝或换尿布，让他／她对吸奶保持兴趣。
- 试试橄榄球式的哺乳姿势，可能会比摇篮式更有效。

　　实际上，没有真的"懒宝宝"，只有没有发现原因、及时干预的父母，如果我们碰到"昏昏欲睡的宝宝"时，应该细心地查找原因，排除一些干扰因素，让宝宝在吃奶的过程中保持警觉，或者使用某些温柔的方法唤醒宝宝，让其在吸奶的过程中尽可能地保持兴趣。

轻松管理哺乳期漏奶

- 聪明的妈妈会想到各种妙招，避免漏奶导致的尴尬

一、为什么会出现漏奶

母乳喂养的最初几周，漏奶是很常见的现象。通常当妈妈开始在一侧乳房哺乳时，妈妈的另一侧乳房会开始漏奶。在临近哺乳的时间，妈妈也比较容易发生漏奶。有时妈妈看到、听到甚至是想到宝宝，也会触发漏奶。当然，也有妈妈即使在乳房充盈时，也从不漏奶。

二、哺乳期漏奶的管理方法

（1）轻轻地在漏乳的乳房上按压几秒钟，通常可以暂时抑制漏乳。建议妈妈合拢自己的手臂、穿过胸部，然后将手直接放在乳头上阻止乳汁流出，或者把手放在自己的下巴处，用前臂压住乳房。

（2）用防溢乳垫。需要提醒妈妈注意的是，尽可能使用具有塑形内衬的防溢乳垫，确保溢乳垫与乳房之间有空气流通，否则可能会引起乳头疼痛。

漏奶不是乳汁量过多的标志。漏奶也不是导致乳汁量不足的原因。

（3）穿着可以掩盖胸部湿润的衣服。比如印花衬衣，或者准备一件宽松的夹克衫、毛衣等，可随时用来遮盖。

（4）昼夜坚持根据宝宝的哺乳信号进行哺乳，有助于预防漏奶。漏奶可能是妈妈乳房充盈的一个信号。如果是这样的话，与其阻止漏奶，倒不如让妈妈更积极地哺喂宝宝。

IBCLC 小贴士

1. 假如妈妈的乳房充盈或肿胀，与其阻止流出还不如让乳汁流出，以缓解充盈、肿胀。建议妈妈使用吸水性好的防溢乳垫，要注意保持胸部干燥。

2. 漏奶时妈妈还会有足够的乳汁吗？

在分娩后的头几周，妈妈产生的乳汁量通常会比宝宝的需要量多。大约6周，妈妈的乳汁供应就基本能和宝宝的需求量匹配了，且有足够的剩余量来满足宝宝短期增加的需求。

因此，漏奶与妈妈的乳汁分泌量毫无关联。常漏奶的妈妈们会发现，一旦她们的乳量趋于稳定，漏奶问题就自行解决了。

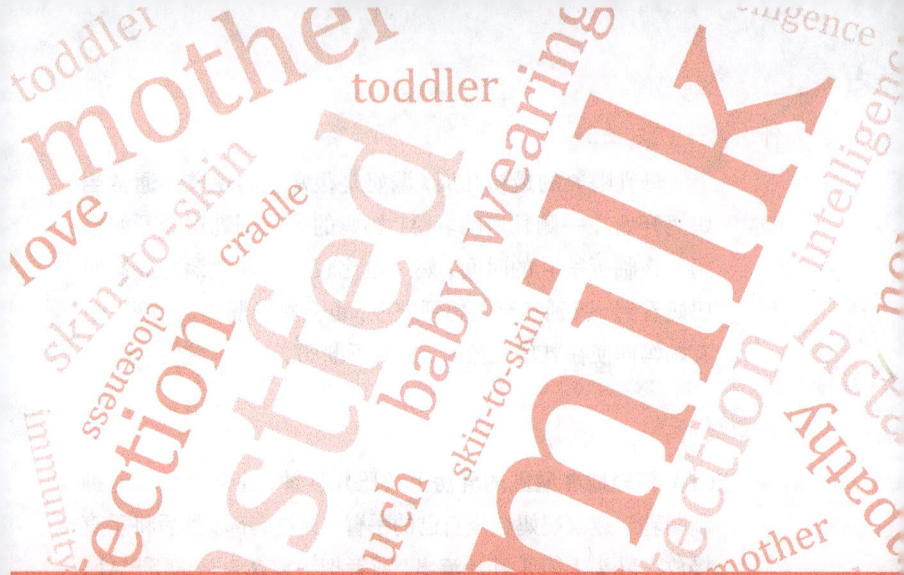

一起来学手挤奶

- 学会手挤奶，哺乳妈妈走到哪里都不怕

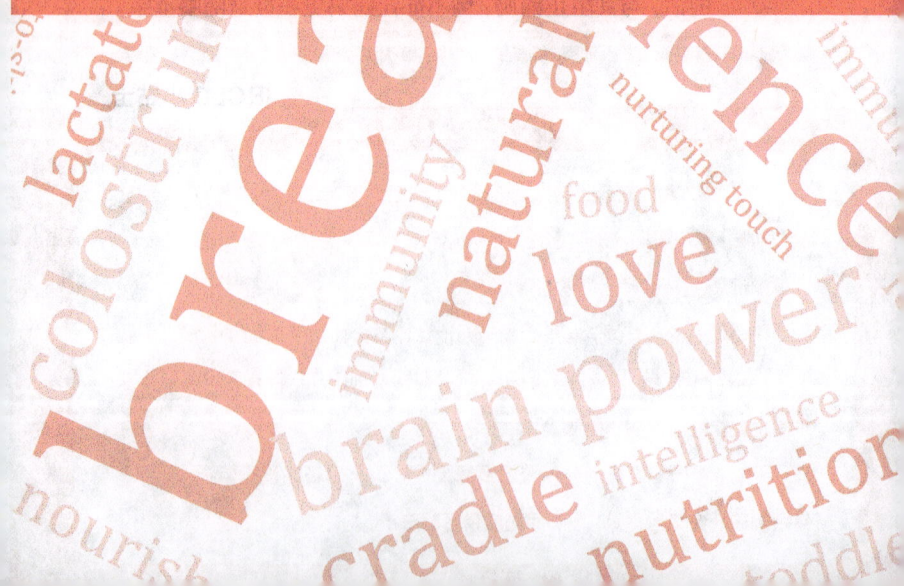

一、每个妈妈都应学习如何手挤奶

（1）在哺乳的最初阶段，妈妈和宝宝需要时间来练习。妈妈可以每天挤奶几次，以帮助获得乳汁，增加乳汁分泌直到乳汁产量丰富时。

（2）在母婴短暂分开时，手挤奶可缓解乳胀，维持泌乳。

（3）手挤奶可以不受条件限制，无论是在吸乳器不好用时、电池电量低、无外接电源、自然灾难时，妈妈都可以很自信地随时用手来挤奶。

（4）手挤奶可以很有效地收集初乳。

（5）在乳房水肿时，手挤奶可以帮助软化乳晕，便于宝宝含接乳房。

（6）手挤奶能够疏通乳腺管，缓解乳房水肿及乳管阻塞，促进乳汁流动。

（7）在宝宝吸吮力弱时（如嗜睡、生病、早产），在哺乳时配合手挤奶的方法，可以加快乳汁的流速，刺激宝宝吸吮吞咽。

（8）吸奶器吸乳结合手挤奶的方法，能够收集到更多的乳汁，特别是在分娩后的最初阶段。

（9）与吸奶器相比，因为手挤奶是乳房与手指皮肤对皮肤的接触，相比吸乳器上塑料的乳房罩，能够使妈妈更加舒适，刺激喷乳反射。

（10）手挤奶很安静，无吸乳器机械的声音。

（11）最最重要的是：**手挤奶无任何开销，完全免费！**

二、手挤奶的技巧（图 25）

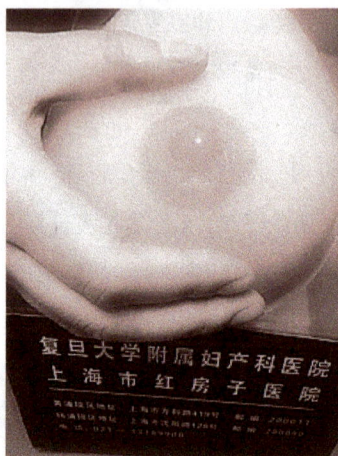

a. 拇指、食指距离乳头根部约 3—4 厘米的距离

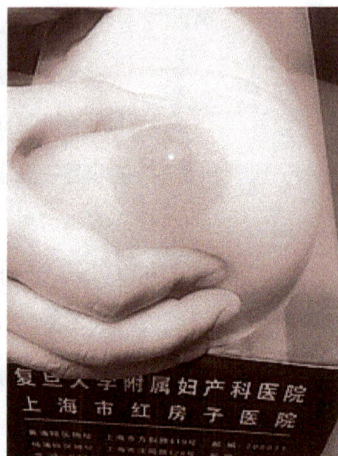

b. 拇指和食指朝向胸壁方向轻轻

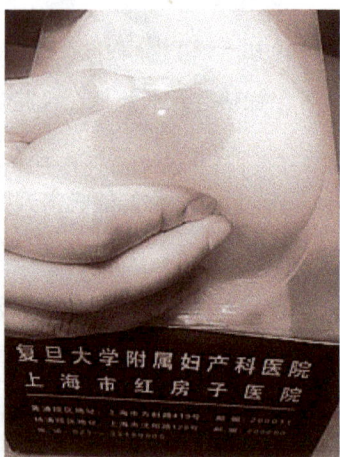

c. 再两指相对挤压下压

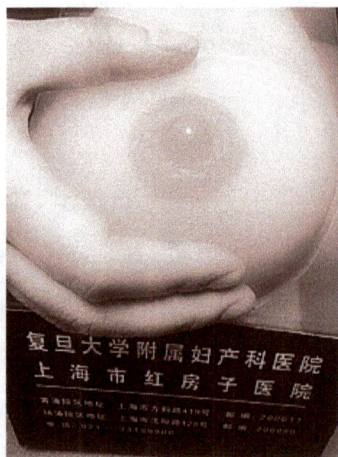

d. 然后手指放松；注意手指并不移动，恢复原位

图 25　手挤奶技巧图

妈妈需要不断练习,才能掌握如何更有效率地挤奶。

（1）挤奶前要彻底清洁双手。

（2）准备清洁的宽口容器,便于收集乳汁。

（3）准备好需要的用品,如毛巾、一杯水。

（4）采取一个舒适的位置,环境温暖。

（5）可以用手先轻轻地按摩乳房、温毛巾敷乳房几分钟,再开始挤奶。

（6）身体微微前倾,乳头朝向收集杯。

（7）手呈 C 字形握住乳房,即大拇指放在乳头上方 12 点处,食指、中指与其相对放在乳头下方 6 点钟处,其他手指自然摆放（注意避免将手指分开）。拇指、食指距离乳头根部 3—4 厘米的距离。

（8）拇指和食指朝向胸壁方向轻轻下压,然后用两指相对挤压,手指放松。**注意手指并不移动,而是滚动（类似盖指印般）。**

（9）反复下压—挤压—放松,并以相同的方式,从各个方向挤奶,使不同部位的乳腺管内乳汁流出。

• 刚开始并没有乳汁流出,反复挤压几次后,乳汁开始滴出。

• 当喷乳反射活跃时,奶水才会喷出。

• 当一侧乳房流量减慢时,可换到另一侧。

• 两次轮流挤 5—6 次,总共挤奶时间 20—30 分钟。

三、促进喷乳反射,让挤奶更有效

在挤奶前和挤奶的过程中,可以使用以下方法促进乳汁流出,让挤奶更有效率:

（1）要让自己有好的感觉:舒适、放松、有信心。而疼痛、担忧、疲惫、怀疑等不好的感受是会抑制排乳的。

（2）和宝宝分开时，在挤奶时想着宝宝、看着宝贝的照片。

（3）在挤奶前或是挤奶过程中，使用按摩技巧能够促进乳汁流出。如按摩、抚摸乳房，从乳房上方向乳头方向，乳腺管呈放射状，用手指或梳子轻揉地按摩或刮触。

（4）在挤奶前摇晃和抖动乳房，使挤奶更顺畅。

四、在挤奶时，请妈妈们要注意避免以下动作

1. 用力地挤压、揉搓乳房和乳头

（1）正确的挤奶方式，不会感觉很痛。

（2）暴力的挤压乳房会伤及乳房及乳腺组织，造成乳房淤血。

（3）妈妈疼痛会抑制喷乳反射，无法有效地使乳汁流出。

（4）避免挤压乳头。

2. 注意避免手指摩擦或在皮肤上滑动

"乳头异常"妈妈的母乳喂养

- 母乳喂养是需要母婴双方互相配合的，单方面的问题都不是问题

一、乳头异常的妈妈，哺乳会发生什么情况

临床护士发现如果乳头有问题，哺乳就好像发生短路了，宝宝会手足无措，将自己的脑袋向前或向后晃动，冲撞乳房，或用他／她的拳头击打着妈妈的乳头；有些宝宝会尖叫；还有的宝宝干脆撒手不管了，或睡觉。妈妈可能会说："宝宝好像不能计算出怎样才能紧闭嘴巴来包住我的乳房。"妈妈会因此抱怨，她的宝宝不喜欢母乳喂养，不喜欢母乳，甚至不喜欢她。

Cooper 等人（1995）曾经回顾分析了 5 个因母乳喂哺存在严峻问题的宝宝，他们均出现了营养不良，这 5 个婴儿中有 3 个婴儿的妈妈有乳头内陷。[9]有研究表明，即使在受过良好母乳喂养教育的人群和拥有坚定信心的妈妈中，扁平或内陷的乳头也会导致妈妈出现不佳的母乳喂养行为，也会发生泌乳 II 期的延迟。

所以，乳头内陷被认为是导致母乳喂哺不佳的危险因素。如果妈妈伴有乳头内陷，则应密切随访宝宝体重是否有效增长，应该得到专业的帮助和持续指导，直至她们的婴儿能够有效含接乳头。

没有完美的乳头标准，只要宝宝含上乳房并吸到乳汁就是完美！

二、扁平乳头妈妈的母乳喂养

（1）宝宝通常会沿着乳房的外部轮廓到乳头的地方寻觅，会通过对它的质地、口感和气味的感知找到乳头。

（2）扁平乳头实际上只是"短柄型"，妈妈通过拨弄乳头、对乳晕周围皮肤的轻柔刺激，或者用手挤压乳头后方组织，通常扁平的乳头会突出一些。哺乳前可以先尝试一下这个操作。

（3）奶涨也会降低乳头和乳晕联合体的伸缩性和牵拉度，有时会导致暂时的乳头扁平。挤奶、泵乳、反向乳房按压软化法和冷敷都可以帮助减轻肿胀，软化乳房，让宝宝更

容易含接。

（4）可以采用一种变化多样的"三明治技巧"（图26）来帮助宝宝含乳。妈妈可以往后压捏她的乳房组织（就好像压扁一个特别厚的三明治，以便宝宝下嘴咬），使乳头界限更清晰，使乳房组织变细，尺寸就像宝宝嘴角一样，有时可以帮助宝宝更有效地感觉到乳头。如果妈妈可以将锲形的乳房组织更深入宝宝的口腔，这个行为可以激发吸吮。此时要注意，在宝宝下颌附近的手指要远离乳头。

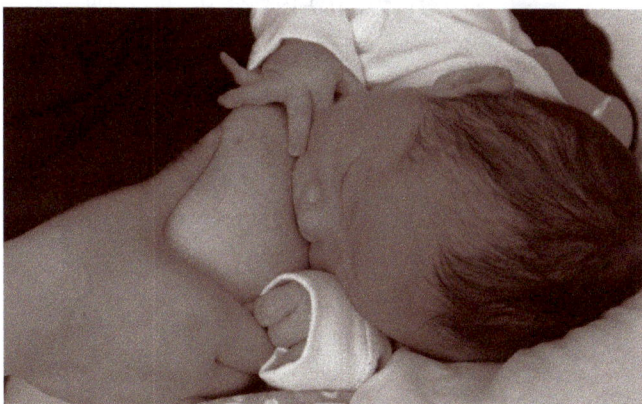

图26　三明治技巧

（5）根据妈妈的习惯，也可以将她的平奶头塑形成"茶杯状"（轻轻捏起乳头侧面的乳晕），这样妈妈可以塑形出足够的乳房组织，来帮助宝宝含接。

（6）在你和宝宝练习哺乳期间，宝宝很有可能出现含乳困难而无法得到足够的乳汁，让宝宝只通过乳房喂养无法得到足够的能量，需要通过手挤奶或泵乳来保持乳汁供应量，这点非常重要。**让他／她吃饱，给他／她足够的时间，相信不久，乳头和宝宝的嘴巴就可以契合了。**

（7）产后乳头的伸缩性，会被吸吮和泵乳而改善。一段时间后，许多妈妈都会觉得她们的平和内陷乳头的伸缩性提

165

高了。

（8）上述介绍的方法，妈妈可能会觉得难以实践，你可以寻找专业人士，或有哺乳经验的妈妈给你提供帮助。

三、凹奶头妈妈的母乳喂养

现实生活中，真的有不少妈妈担心自己的乳头不够凸出，会影响宝宝的吸吮，那么下面我们就来认识一下"乳头内陷"。

一般认为，乳头内陷分为三度，详见图27（a）-（c）。

一度 又称部分乳头内陷，乳头颈部存在，能轻易被挤出，挤出后乳头大小与常人相似。

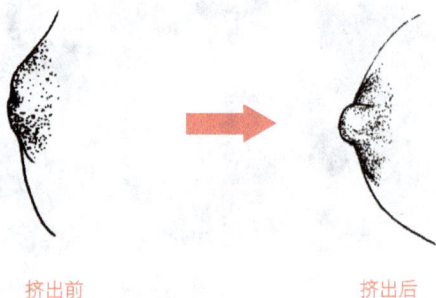

挤出前   挤出后

图 27(a)   一度乳头内陷

二度 乳头完全凹陷于乳晕之中，但可用手挤出乳头。

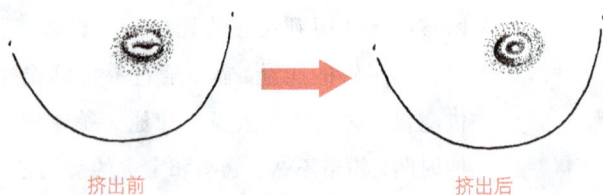

挤出前   挤出后

图 27(b)   二度乳头内陷

三度　为乳头完全埋在乳晕下方，无法使内陷乳头挤出。此种状况即为真性乳头凹陷，仅占3%。

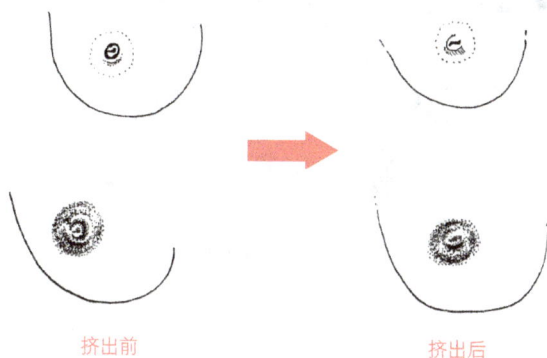

挤出前　　　　　　　　　　　　　　挤出后

图27（c）　三度乳头内陷

四、内陷乳头的纠正方法（图28）

　　在产后，可以用针筒圆滑端盖住乳头，拉出针筒柱塞对乳头形成吸力，治疗凹陷的乳头，来帮助婴儿含住乳房。但在产前使用，不确定是否有效。针筒的制法如下：

（1）准备1个10—50毫升的空针筒（视母亲乳头大小而异）：在针头端3厘米处，用火烧过的刀子切掉针头端。

（2）将柱塞由切口处放进针筒内（也就是平常使用的相反方向）。

（3）将针筒圆滑端盖住乳头，轻拉柱塞，使其对乳头造成持续且轻柔的吸力。

（4）因针筒和皮肤贴紧，所以会造成真空，因此乳头会被吸到空针筒中。

（5）一次30—60秒，一天重复数次。

（6）如果产妇觉得痛的话，将针筒柱塞推回少许（如此可避免伤害乳头及乳晕的皮肤）。

（7）要移开针筒时，也应将柱塞推回减少吸力，或是可以压一下乳房与针筒接触处，解除真空吸力再移出。

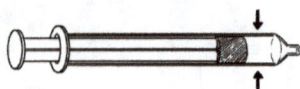

a. 首先将针头部分切开

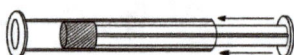

b. 然后将推杆反过来插入

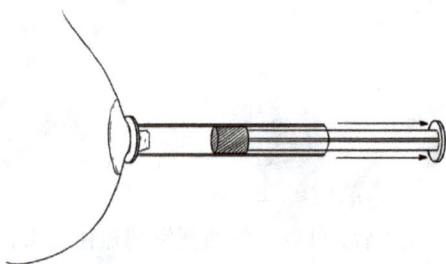

c. 轻轻拉出推杆吸出乳头

图 28　内陷乳头的纠正方法

无论妈妈孕前的乳头状况如何，请千万不要轻易给自己扣上"不能母乳喂养"的大帽子，因为你的乳头、乳晕、乳房，都会在怀孕期和哺乳期得到进一步的发育。

而且通过乳晕挤压实验，97% 的看似不那么完美的乳头，经过挤压会变得"凸出"。事实上，真性的乳头凹陷只有 3%。

更何况，母乳喂养是由母婴双方来决定的，即使你的乳头不完美，也不要忘记，也许你的宝宝非常聪明，他／她毫不在乎你的不完美！稍许调整，宝宝就会适应你的乳头，给宝宝机会，让他／她尝试很重要！

虽然，现在市面上确实有一些牵拉乳头的仪器设备，但是，目前没有一份研究资料表明，在孕期，妈妈使用这些仪器有用。甚至还有研究表明，这样做，会削弱母亲对母乳喂养的自信心，反而对将来的母乳喂养不利。

所以，对于所有女性来讲，我们需要知道自己的乳房和乳头在怀孕期和哺乳期会再度发育，包括乳头。但凡能挤出的凹陷都不是凹陷，真性乳头内陷只有 3%。母乳喂养除了看母亲，还要看宝宝，不要忘记给宝宝尝试的机会。在产后，请尽快给宝宝母乳喂养，你的宝宝会自然地认识你的乳房和乳头，记住并且习惯它们。请注意，不要在第 1 个月使用橡皮奶头奶嘴，以免造成乳头混淆，干扰母乳喂养。

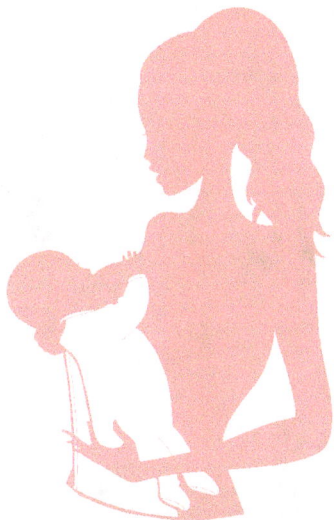

吸奶器的选择和使用

- 选择最合适的，而不是最贵的

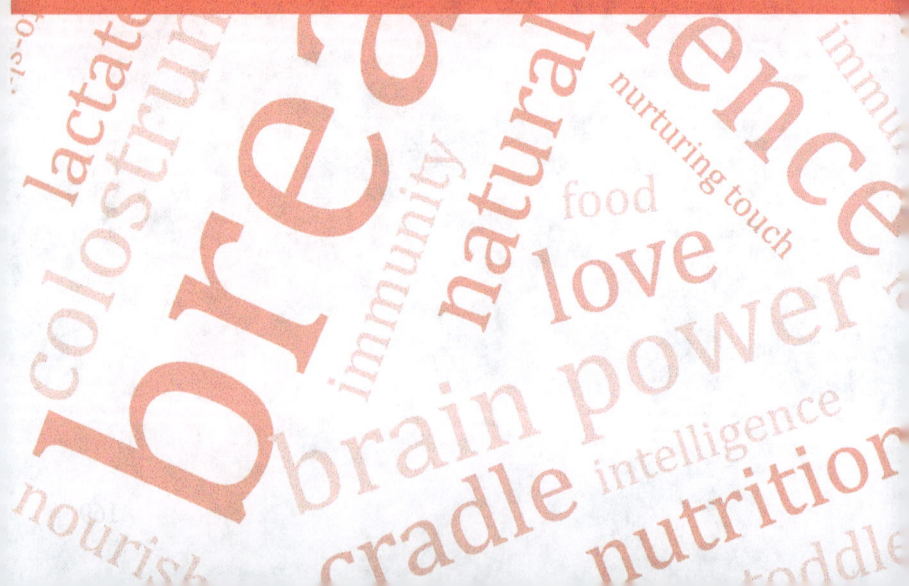

一、哺乳妈妈是否需要准备吸奶器

（1）无论在哺乳初期、持续期或是需要增加乳汁产量时，许多妈妈需要挤出乳汁。

（2）美国儿科学会（AAP）指出，"建议每位哺乳妈妈都应该学习如何手挤奶"，因为这很方便、有效、无需任何条件限制，而且是免费的。

（3）产后无需常规使用吸奶器。

吸奶器并不是哺乳的必需品。

二、什么时候会要用到吸奶器

当发生以下情况时，建议妈妈使用吸奶器：

（1）分娩早产儿时：因为早产儿需要一段时间才能有效吸吮，鼓励妈妈在分娩后，让宝宝早吸吮、多吸吮乳房，并使用手挤奶＋吸奶器，促进泌乳。研究表明，在产后头3天使用电动吸奶器的同时手挤奶，能够多收集48%的乳汁。

（2）宝宝生病、住院或较为虚弱时：因宝宝的吸吮能力弱，不能有效地吸吮排出乳汁，吸奶器的使用会使妈妈更有效率地收集乳汁、保持泌乳。

（3）宝宝不能有效吸吮时：因各种原因不当，导致宝宝不能有效吸乳时，需要使用吸奶器。

（4）宝宝和妈妈分开、不能直接喂养时（母亲外出、上班）：定时地吸奶以保持乳量。

（5）增加乳汁产量时：正确使用吸奶器，能够促进乳汁更有效地排出，乳汁排得越空，产奶量越多，即吸走得越多、产得越多。

（6）缓解乳涨时：在乳涨时，按摩并配合吸奶器的使用，能够有效排出乳汁，促进乳汁流动。

三、怎样选择吸奶器

（1）可根据宝宝的月龄、情况和需要使用吸奶器的时间来选择。例如需要上班时泵乳，就要考虑可以吸奶的时间、吸奶器使用、储存乳汁是否方便、购买能力、个人喜好等。如果是因不能乳房亲喂，那就需要考虑购买高效率的吸奶器，以确保乳汁产量。

（2）比较不同牌子吸奶器的优缺点，建议妈妈选择口碑好的吸奶器。

（3）选择合适的吸乳护罩（图29）：吸奶器护罩的尺寸合适，可以避免在吸奶时乳头不断摩擦挤压所致的乳头肿胀、疼痛或擦伤。观察在泵乳时，乳头是否可以随着抽吸在管道中自由移动。一些吸奶器，有不同尺寸的吸乳护罩可供选择。

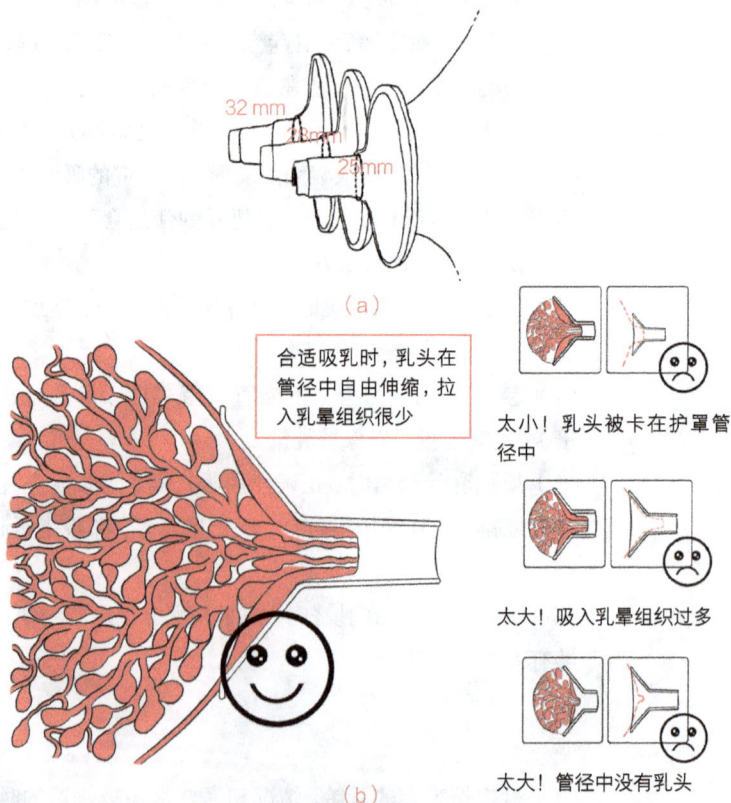

32 mm
28mm
25mm

（a）

合适吸乳时，乳头在管径中自由伸缩，拉入乳晕组织很少

太小！乳头被卡在护罩管径中

太大！吸入乳晕组织过多

太大！管径中没有乳头

（b）

图29 吸奶器护罩尺寸大小

172

（4）吸奶器的吸奶节律是否类似于宝宝吸吮节奏，母亲可以自己调节。一般来说，每分钟吸 40—60 次的吸奶节律，能够更有效地吸乳。

（5）其他：

• 吸奶器适合标准口径的储奶瓶吗？

• 吸奶器使用起来噪声是否大？

• 配件产品替换时是否容易购买？

• 携带起来是否方便？

• 使用寿命如何？

• 为便于彻底清洁，吸奶器各部件是否可以拆卸？

四、二手的吸奶器是否可以用

（1）因存在交叉感染的风险，不建议使用二手的吸奶器。

（2）如果妈妈使用了二手吸奶器，建议购买新的吸奶器配件。

五、怎样使用吸奶器

1. 先详细阅读使用说明

各类产品都配有产品说明书，购买前详细了解，使用前再次阅读。

2. 彻底清洁双手

洗手至少 1 分钟。

3. 做好准备工作，促进乳汁流出

（1）放松——母亲的情绪直接影响下乳反射，紧张、害怕、焦虑、疼痛会抑制乳汁的流出。使用一些放松的方法。

（2）调整环境、座位等，使自己舒适。

（3）促进喷乳反射——温水浴、温毛巾外敷乳房、乳房按摩、想到宝宝、看着宝宝照片、与宝宝肌肤接触、温柔地刺激乳头等，都会引发喷乳反射。

4. 开始吸乳

（1）吸乳器工作的原理是模拟宝宝吸吮乳房的节奏及模式，促进乳汁排出。

（2）放置位置：将乳头放置在吸乳器护罩中间的位置。护罩紧贴皮肤，**只要贴紧即可，不要使皮肤浅表部位的乳腺管受压。**

（3）吸奶模式：开始使用快节奏、低吸力模式，开始有乳汁流出后逐渐调整为慢节律，吸力适当增加，**使用妈妈感觉舒适的最大舒适负压，以妈妈能吸出乳汁，而乳头不感到疼痛为宜。**过大的吸力会损伤乳腺组织。

（4）吸奶持续时间：总的吸奶时间以 10—15 分钟为宜，或是看到乳流停止再吸 1—2 分钟。吸奶时看到乳流停止，可以按摩乳房，暂停几分钟，比持续吸奶能够收集到更多的乳汁。

（5）吸奶频率：每天吸奶 8—12 次，即至少每隔 3 小时吸奶一次。

5. 做好乳汁储存

储存方法详见本书第 114 页。

6. 彻底清洗消毒吸奶器各配件

拆开后，用皂液及清水彻底清洁乳房乳汁的各吸乳配件（导管无须清洗），开水烫泡或蒸汽消毒后晾干备用。

早产儿及病患儿每次用过的吸乳配件都必须清洗消毒。

如果母亲想要达到更高的乳汁产量，需要频繁吸奶，增加喷乳反射并注意休息。

发生以下情况时，通常需要妈妈挤奶 / 泵乳来排出乳汁

在宝宝和妈妈分开时

在宝宝无法有效含接吸吮乳房时

在乳房胀痛帮助乳汁排出时   规律挤奶 / 泵乳

需要增加乳汁产量时   ⟶

保持泌乳

维持或增加乳量

促进乳汁流动

缓解乳胀、避免乳汁淤积

使用吸奶器的注意事项

1. 因使用吸奶器，便存在母乳喂养中断的问题，所以，请咨询母乳喂养专家，来评估母乳喂养过程。

2. 促进喷乳反射，帮助有效吸奶。

3. 吸力并非越大越好，以母亲感觉舒适的最大负压为宜。

4. 夜间吸奶很重要：因为与乳汁产量相关的激素——泌乳素，在夜间分泌量达到高峰。一些妈妈只是白天吸奶，而夜间整夜不让乳汁流出，会造成乳涨、乳汁不足等问题。

5. 特殊情况时（如哺乳发生问题），需要调整吸奶模式。请寻求专业人士帮助（国际认证专业哺乳顾问），她们会对你进行整体评估后，给出个性化的指导帮助。

▲ **乳汁合成的原理——供需平衡**

◇ 研究证明，"乳汁合成的速率与授乳后乳房排空度呈正相关"——即母亲乳汁的产量是遵照供需平衡的原理，吸走越多，产出得越多。同时，乳房又有自我调节作用，如果乳房中未能有效地排出乳汁，便会产生泌乳抑制因子，导致乳汁产量减少。

◇ 这就可以解释，为何一位母亲在给宝宝添加奶粉后，宝宝未能频繁吸乳，奶量会逐渐减少。而另一位母亲，由于过度的频繁泵乳，或是每次喂奶后再用吸奶器彻底排出乳汁，导致乳汁过量。

◇ **无论何种挤奶或泵乳的方法，都不如一个精力充沛的宝宝直接在乳房上的吸吮更有效**。精力充沛的宝宝，频繁地吸吮，就是最好的吸奶器。宝宝的吸奶，结合吸吮、负压、面颊部收缩、牙龈挤压乳晕，能够最有效地使乳汁排出。

◇ 妈妈如果在喂奶的时间不和宝宝分开、没有乳房胀满不适感、宝宝能够有效吸吮乳房，妈妈可以无须挤奶或泵乳，只要根据宝宝的需求进行喂养即可。

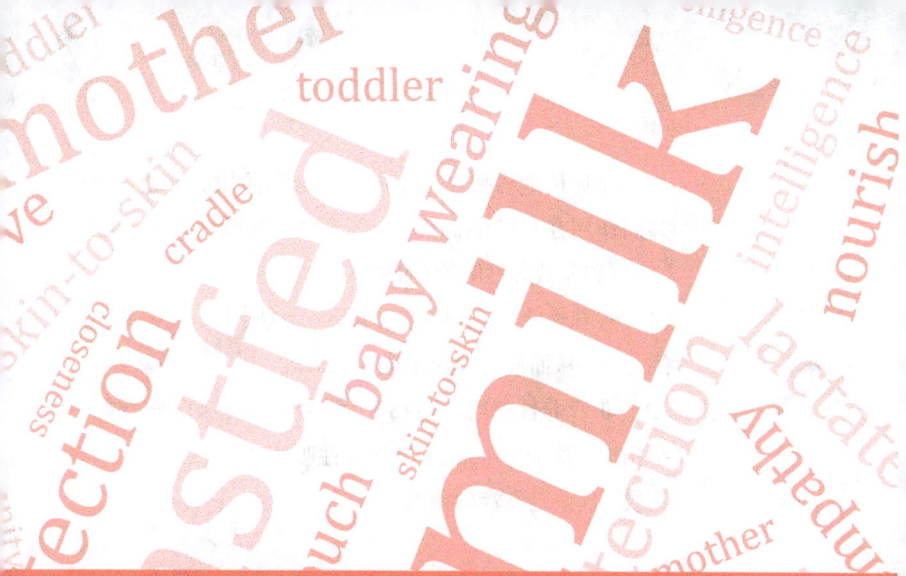

使用安抚奶嘴利弊参半

- 切忌盲目跟风给宝宝使用安抚奶嘴

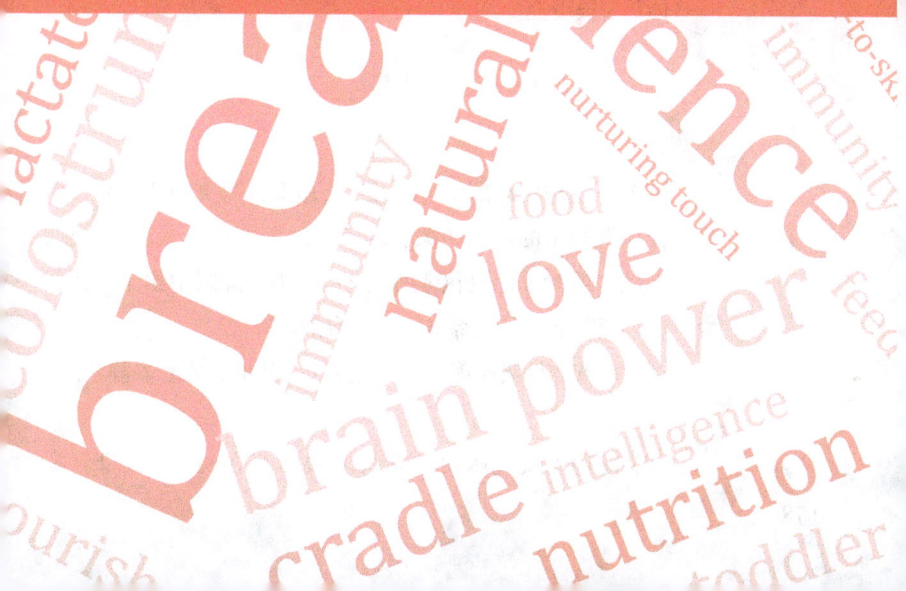

一、关于吸吮的专业知识

吸吮是指哺喂过程中的口部运动阶段，通过嘴唇和舌共同作用在口腔中，产生局部真空。吸吮分为营养性吸吮（NS）和非营养性吸吮（NNS）。

（1）**营养性吸吮（NS）**：需要唇、脸颊、舌、上颚共同协调的运动，从而使乳汁流出进入到口腔。

（2）**非营养性吸吮（NNS）**：发生在婴儿吸吮安抚奶嘴或手指时，这类吸吮模式与营养性吸吮类似，但吸吮的频率更快，且缺乏乳汁的摄入。

相关研究结果显示：

• 吸吮持续大约 20 分钟后，宝宝体内的胆囊收缩素（CCK）水平就会升高，从而让宝宝入睡。胆囊收缩素水平升高，会让宝宝感到困倦，水平下降则可唤醒宝宝并提醒他 / 她可以就餐了。

• 吸吮安抚奶嘴时，也会让机体释放胆囊收缩素，能安抚宝宝让其入睡，但又可能让宝宝错过一次就餐的机会，尤其在宝宝出生的最初几周。若经常使用安抚奶嘴，可能会导致宝宝体重增长缓慢。

二、使用安抚奶嘴各方意见不同，利弊参半

正方

（1）一些病例对照研究报道，使用安抚奶嘴与婴儿猝死综合征发病率的降低相关。两者之间的因果关系尚未确立，不过一项 Meta 分析（荟萃分析）发现，睡眠中给予安抚奶嘴对预防婴儿猝死综合征显著有效。

（2）非营养性吸吮能减少婴儿哭吵，帮助其恢复安静状态。

反方

（1）使用安抚奶嘴可能是母乳喂养存在问题，或母乳喂

养的积极性减少的标志。另有一种解释是，安抚奶嘴的使用加剧了错误的吸吮方法，反过来引发了母乳喂养问题。

（2）使用安抚奶嘴与提前添加辅食和断奶有关。

（3）常规使用安抚奶嘴，可能会导致乳汁量减少和体重增长缓慢。

（4）一项 Meta 分析及若干前瞻性研究发现，安抚奶嘴的使用与急性中耳炎相关。

（5）使用安抚奶嘴易增加口腔内酵母菌感染率，并导致念珠菌水平增高，且已被确定为引起铅中毒的危险因素。

（6）非营养性吸吮可能导致牙齿或口腔结构的变化。吸吮习惯持续时间越长，错牙合畸形患病率增高。

（7）在一些妇女中，安抚奶嘴的使用增加了乳腺炎的发生率。

综上所述，使用安抚奶嘴须权衡其潜在的风险与益处，美国儿科协会（AAP）建议："对于母乳喂养的婴儿，须在完善建立母乳喂养模式后（至少 1 月龄），才可引入安抚奶嘴；宝宝的看护者'可以在儿童小睡及就寝时间让其使用安抚奶嘴'"。

不推荐母乳喂养宝宝常规使用安抚奶嘴或奶瓶奶头

1. 世界卫生组织（WHO）《促进母乳喂养成功的十点措施》中第九条特别指出：不要给母乳喂养的宝宝使用人工奶嘴（artificial teat）和安抚奶嘴（pacifiers），并建议给予宝宝足够的时间来学习母乳喂养，不要过多干预。

2. 吸吮人工奶嘴和吸吮乳房是两种完全不同的口腔运动方式：宝宝的嘴巴张大程度、下颌骨的运动方式，以及舌头蠕动的方式都不同。一般来讲，奶瓶喂养宝宝吸到乳汁会比较容易，使用奶瓶奶嘴后，也许宝宝会以吸吮奶瓶的方法吸吮妈妈的乳房，从而导致妈妈的乳头破裂。

3. 母乳喂养宝宝夜间哺乳更频繁。能有效维持宝宝的觉醒，还能提高母亲在夜间的注意力，也增加了母亲在出现问题时援助婴儿的可能性。

4. 使用安抚奶嘴，可能会让宝宝远离乳房，从而导致妈妈乳汁淤积或乳量不足。

5. 依赖安抚奶嘴的妈妈，可能较少形成自己安抚宝宝的办法。非营养性吸吮能减少婴儿哭吵，帮助婴儿安静。但如果一味使用此类方法安抚宝宝，可能会减少妈妈与宝宝的互动、交流。

6. 不随意跟风使用安抚奶嘴。如果妈妈想给宝宝使用安抚奶嘴，最好能咨询一下有哺乳经验的妈妈或相关专家，听听她们的意见。

关于母乳喂养辅助用品的使用

- 最好能在专业人士的建议和帮助下选择使用

在母乳喂养过程中，可能会需要某种母乳喂养辅助用品来帮助喂养或是乳房护理。妈妈们请注意，在解决母乳喂养问题时，要使用对哺乳干扰最小措施，以减少因辅助用具的使用产生的问题，及后续哺乳问题。建议妈妈们寻求专业人士的帮助，在使用前、使用时给予评估指导，从而促使母乳喂养能够顺利进行。

一、乳头、乳晕外敷产品

妈妈乳晕上有腺体组织——蒙哥马利腺，它会分泌润滑液，保护乳头、乳晕的皮肤，并使乳头柔软。人工的润滑剂用于在自身腺体分泌润滑液被干扰时（如过度的清洁乳头乳晕）、皮肤特别干燥时（如湿疹或其他皮肤病时），或是乳头疼痛皲裂时。

无需常规使用外敷产品。

1. 先要寻找乳头疼痛的原因，再积极治疗

在使用局部的药膏涂抹治疗乳头疼痛前，妈妈需要寻找发生乳头疼痛的原因，如果是哺乳及宝宝含接乳房姿势不正确，需要及时学习哺乳技巧，纠正不良的哺乳姿势。如果是因为念珠菌感染，则需要及时治疗。

2. 在每次哺乳结束后，挤点乳汁涂抹在乳头上，就能够起到很好的保护作用

妈妈们无须常规使用外用药膏预防及治疗乳头疼痛。在每次哺乳后，挤出少量的乳汁涂抹乳头，不仅能够促进早期的乳量建立，还能预防乳头疼痛和皲裂，注意涂抹后待风干再穿衣服。

3. 要尽量避免使用那些需要在哺乳之前彻底洗净的产品

一些辅助用品不能进入婴儿口中,哺乳前必须清除在乳头上残留的成分。彻底地清除擦洗会使妈妈感觉更加疼痛,加重乳头皲裂。

4. 要注意产品的成分,避免不良反应

含维生素 E 的药剂在乳头上残留,婴儿吞食后造成过量蓄积,会引起肝脏损害。含酒精成分的药膏,会使乳头部位皮肤更加干燥。有过敏史的家庭,要注意药膏中有无可能引起过敏的物质,如对花生、羊毛过敏,就要注意药膏中有无花生油或是羊毛衍生物。

5. 低敏性、医院级、无水羊脂膏可以减轻严重的乳头干裂或疼痛

取少量羊脂膏,在哺乳后轻柔按摩乳头、乳晕,任其自然风干。因是纯天然产品,哺乳前无须擦掉,这样可避免反复擦洗造成乳头皲裂加重。

6. 水凝胶护垫,可以在哺乳间隔时外敷在乳头上,以缓解乳头疼痛

可以放在冰箱中,使用时产生冷敷效果,在保湿的同时还可镇静并缓解疼痛。但如果使用后疼痛加剧或是有刺激感,请停止使用。

二、乳头保护罩

乳头保护罩是一种类似人工奶头的护罩,在哺乳时使用,覆盖在乳头、乳晕表面的,它可以帮助宝宝进行乳房含

接。以前用的橡胶或乳胶的保护罩，因较厚会阻碍乳汁从乳房中排出。现在的硅胶材质乳头保护罩更薄，而且一些制成亲肤型，即保护罩的边缘有缺口，可以让宝宝的鼻子直接触碰妈妈的乳房，促进乳汁流出。

1. 选择合适的乳头保护罩

• 选择合适的尺寸和材质。乳头保护罩尺寸选择要适合妈妈乳头的大小，适合宝宝的喜好。材质以薄的硅胶材质比较合适，不要用乳胶或橡胶类材质的保护罩，不要使用奶瓶的奶头直接用作乳头保护罩。

• 乳头保护罩的正确使用。宝宝通过乳头保护罩吸吮乳房时才能产生有效的吸吮刺激，促进乳汁有效排出。

2. 什么时候使用乳头保护罩

乳头保护罩在宝宝发生含接乳房困难、吸吮乳汁困难时，帮助继续母乳喂养的一种措施。许多时候宝宝含乳困难，常常在不断练习后，或在有经验的医护人员帮助下能够有效含乳。不应该一开始就使用乳头保护罩，应在其他方法尝试后，宝宝仍然无法含接乳房，再开始使用。

通常在发生下列情况时使用乳头保护罩：

（1）早产儿吸吮力量较低时。

（2）宝宝舌系带过短时。

（3）妈妈乳头扁平凹陷时。

（4）当宝宝从奶瓶喂养直接转换到乳房亲喂时。

（5）当宝宝断奶时，从乳房喂养转换到奶瓶喂养时。

3. 怎样使用乳头保护罩（图30）

（1）先彻底清洁双手。

（2）湿润保护罩边缘（图30-a）。

（3）将保护罩突出部位翻到底部（图30-b）。

（4）轻拉保护罩两翼时保护罩中心对准乳头（图30-c）。

（5）将保护罩紧贴乳头乳晕，缺口边缘在宝宝哺乳时鼻子的位置（图30-d）。

（6）可以在乳头保护罩内挤些乳汁，刺激宝宝吸吮。

许多时候，乳头保护罩仅是暂时使用。当宝宝吸吮建立后，可以快速地移开保护罩，让宝宝直接吸吮乳房。

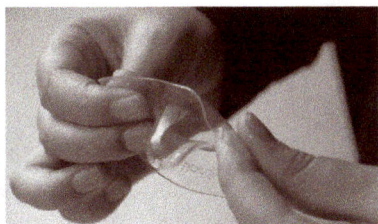

a. 取出乳头保护罩，湿润边缘

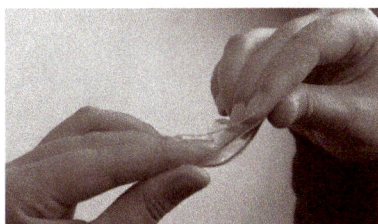

b. 将保护罩突出部位翻到底部

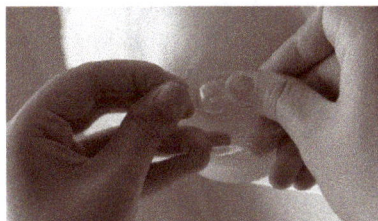

c. 轻拉保护罩两翼，保护罩中心对准乳头

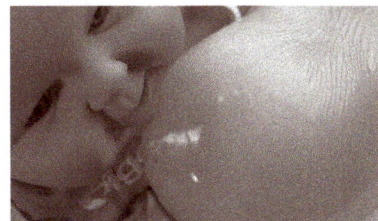

d. 将保护罩紧贴乳头、乳晕，缺口边缘在宝宝哺乳时鼻子的位置

图30 正确使用乳头保护罩

使用乳头保护罩的注意事项

当使用乳头保护罩时，因宝宝的吸吮刺激并未直接在乳房上，会导致乳汁量下降，所以需要注意以下情况：

1. **注意宝宝是否吃到足够乳汁。** 可以通过观察宝宝的湿尿片来判断：出生后宝宝每天排尿至少 6 次，6 周内的宝宝每天排便至少 3 次，6 周后宝宝的排便次数会减少，每次的排便量增多。至少每 2 周称重一次（使用相同的体重秤），确保宝宝体重增长良好。

2. **注意乳汁是否能够有效地排出。** 在喂奶时，观察宝宝是否有吞咽声。哺乳前后乳房是否有明显变化，从比较紧实到很松软舒适。如果使用乳头保护罩哺乳后，乳房仍然感觉又紧又重，需要用挤奶或吸奶的方式促进乳汁有效排出，这能够预防乳管阻塞及保持乳汁产量。

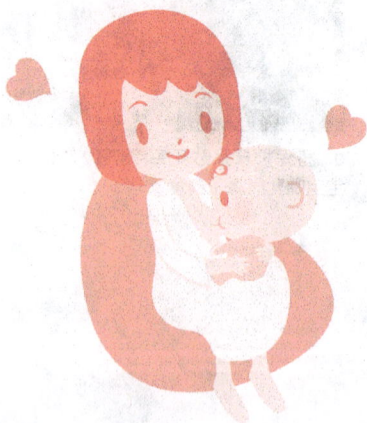

Part 5

哺乳期常常会遇到的困难

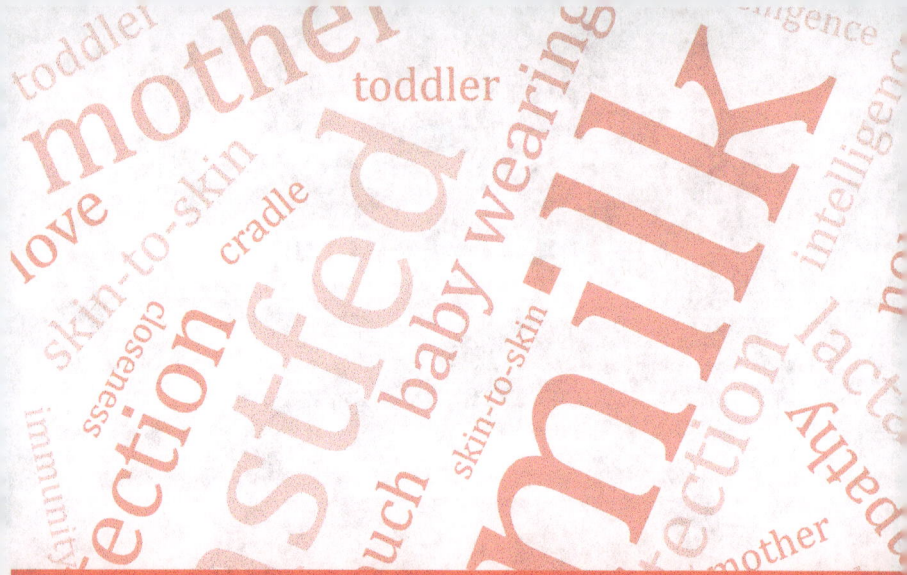

如何保证充足的奶量

- 乳房像井，乳汁像井水，取之不尽，用之不竭

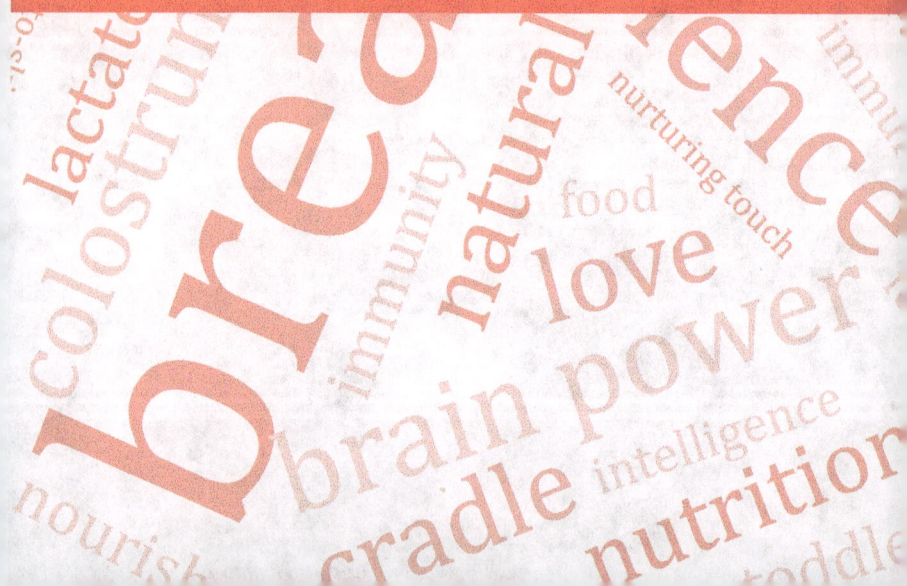

一、乳量不足困扰了很多妈妈

Odom EC 等人的研究表明，60% 的妈妈会在自己预期的离乳时间前离乳，其主要原因是乳量不足、含接困难、乳头疼痛。[10]复旦大学附属妇产科医院（红房子医院）母乳喂养门诊，在 2015 年第一、二季度就诊的妈妈中，有43.5% 是因为乳量不足就诊。

二、妈妈的产奶量真的不够吗？不可不知的一些关于乳量的信息

（1）多数女性的产奶潜能只利用了 64% 左右。

（2）婴儿只用了可用乳汁的 65% 左右。

（3）宝宝每天的平均摄入量为 800 毫升。

（4）6 个月内宝宝对母乳的需求量相对稳定，6 周宝宝的需奶量约相当于 6 个月婴儿的需奶量。

三、喝汤是否能增加乳汁量

很多因为"乳量不足"前来就诊的妈妈会说，"我喝了好多各种各样的汤汤水水，怎么奶量就是不见长"。喝汤是具有中国特色的下奶方式，事实上食物对母乳量的影响非常小，只对母乳中某些成分具有一定的影响，比如脂肪。所以，**靠喝汤并不能解决乳汁量少的问题，而频繁有效地移出乳汁（宝宝吸奶或是挤奶）才是保证奶量的根本。**

古人云，乳房像井，乳汁像井水。
前面的井水取出，后面的井水渗出。
乳房中排出的乳汁越多，后面的产乳量越多。

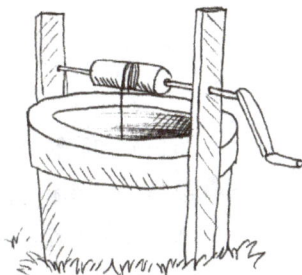

图 31　乳汁如井水

四、做好以下几点保证奶量充足

1. 早接触、早吸吮是成功哺乳的一个重要的开端

早接触、早吸吮是成功哺乳的一个重要的开端。在宝宝出生后，尽早地让妈妈和宝宝肌肤接触，同时让宝宝尽早地吸吮妈妈的乳房，对妈妈维持充足的奶量有很重要的意义。

2. 频繁有效地进行哺乳是保证充足奶量的关键

按照宝宝的需求，频繁地进行哺乳。宝宝吃得越多，乳汁分泌得越多，这是奶水充足的关键。在宝宝出生后，妈妈按照宝宝表现出的哺乳信号，不限制次数地进行哺乳，通常新生儿每天哺乳 8—12 次。

3. 正确的哺乳姿势可以预防乳头疼痛和乳头破裂，增强妈妈的哺乳信心

很多新妈妈会发生乳头疼痛及乳头破裂的问题，随之带来的问题是对母乳喂养信心的降低，一些妈妈更是以减少哺乳的频率，甚至停止哺乳来减轻疼痛，这些都是造成乳汁减少的重要因素。因此，正确的哺乳姿势可以很好地预防乳头疼痛及破裂，让妈妈和宝宝觉得哺乳是一件美妙的事情，同时也是维持充足奶量的必要条件。

4. 合理安排哺乳的顺序，充分利用双侧的乳房进行哺乳

乳汁有前奶和后奶之分，前奶的主要成分是水分和糖，蛋白质和脂肪主要存在于后奶中。所以，我们通常说前奶是给宝宝解渴的，后奶才是给宝宝填饱肚子的。在哺乳时，应该让宝宝在一侧的乳房先吸到满意为止，然后换到另外一侧的乳房。下次喂奶时调换顺序，先喂上一次后吸的乳

若感觉乳汁不足，意味着你的哺乳可能在某个环节出了一点偏差，这通常是需要寻求专业帮助和指导的一个信号。

190

房。让宝宝来决定吃奶的时长。

5. 不随意添加除母乳以外的其他食物

不要随意给宝宝添加配方奶和水。在出生开始几天，宝宝只需要初乳，给宝宝添加配方奶，会降低妈妈哺乳的意愿，为奶水制造量下降埋下很大的伏笔。

6. 坚持夜间哺乳

研究表明，凌晨 4 点的催乳素水平是下午 2 点的 2 倍，所以晚上的奶量比白天更充足。

很多时候，妈妈们容易凭借自己的主观感觉去判断"自己乳汁不足""宝宝没有吃饱"，其实我们更应该通过宝宝的表现去判断。

前文中我们详细介绍了如何判断宝宝有没有吃到足够的乳汁，乳汁的需求量和妈妈乳汁的分泌量是完美相匹配的，这就是供需均衡的原理。在整个哺乳的过程中，我们应该了解乳汁分泌的规律，做好早接触、早吸吮，掌握正确的哺乳姿势，按宝宝的需求进行频繁、有效的哺乳，坚持夜间哺乳，这样才能拥有足够的乳汁。

双胞胎母亲母乳喂养要诀

• 做足准备，树立信心，妈妈完全可以哺育双胞胎

一、当妈妈得知自己怀的是双胞胎时的心情

震惊！一时之间，许多决定或计划都要随着改变。

喜悦！迫不及待地告诉身边所有的亲人，这次怀的居然是双胞胎。

骄傲！当身边的人，尤其是朋友家人听到这个消息，脸上露出的不仅是惊讶，更多的是羡慕。

其实自己更多的是担心！两个宝宝营养会足吗？会不会早产？自己的奶水足够吗？

二、母乳对双胞胎儿尤其重要

因为双胞胎有可能早产，或者相比较单胎健康足月儿，他们会更加瘦小一些。母乳中有丰富而全面的营养成分，比例合适，更易于宝宝吸收。而且，对于早产儿来说，妈妈的母乳中含有的蛋白质、脂肪和其他营养成分要比足月儿妈妈乳汁中含有的成分更高，帮助弱小的宝宝追长。母乳中的白细胞和抗体，还能保护弱小的宝宝免受感染。研究显示，对宝宝来说，母乳喂养比奶瓶喂养压力更小。

三、妈妈是否有能力生产足够的乳汁，喂饱两个宝宝

双胞胎的妈妈，当然有能力生产足够的乳汁来喂饱两个宝宝。因为乳汁分泌的多少，取决于乳汁的"移出量"，即宝宝吸出乳汁越多，妈妈乳房里的乳汁产生越多。这也就是许多双胞胎妈妈能够成功母乳喂养的要诀。

四、产后早期要尽早让宝宝们与妈妈肌肤接触、吸吮乳房

如果妈妈想要自己能够成功地喂养两个孩子，产后早期是关键。宝宝出生后，尽早不限次数地喂奶。因为早期，妈妈的乳房比较松软，更容易让宝宝们学会含接。尤其是

对于早产儿，口腔容量还比较小，早期柔软的乳房，更方便让宝宝含接住。早期母婴间的肌肤接触与吸吮乳房刺激，能更好地激发母亲体内分泌泌乳素和催产素，促进乳汁生成和分泌。

五、如果因为健康问题，母亲和宝宝需要暂时分开，怎么办

如果因为妈妈或宝宝的健康问题必须彼此分开，并不意味着妈妈必须放弃哺喂母乳。产后尽早刺激乳房，6 小时之内就开始，可以使用电动吸奶器，或温柔地手挤刺激乳房，每天至少 6 次。如果其中一个宝宝可以吸吮妈妈的乳房，但另一个无法直接吸吮乳房，妈妈可以在喂哺结束时，采用温柔地手挤或是吸奶器再次刺激乳房，以得到更多的乳汁。

六、同时喂奶很好用

一旦双胞胎健康地回到妈妈身边后，许多妈妈发现，同时哺喂两个宝宝会更容易一些。使用枕头来支撑着宝宝，妈妈的双手就可以空出来协助每一个宝宝以正确的姿势吸乳。当宝宝吃得比较好时，有些妈妈是每 24 小时让宝宝轮换吸吮两边的乳头。例如，今天 A 宝宝喝左边，B 宝宝喝右边；明天则换 B 宝宝喝左边，A 宝宝喝右边。如果宝宝吃得不是很好，也可以每一次哺乳时轮换。比如，这一次 A 宝宝喝右边，B 宝宝喝左边；下一次就 A 宝宝喝左边，B 宝宝喝右边。如果妈妈能学会躺着喂奶，夜里喂奶会更容易些。

七、对于双胞胎的妈妈来说，她更需要照顾、支持和鼓励

对于双胞胎妈妈非常重要的是：充足的睡眠、做最少

的家务、找出负面情绪的宣泄管道及排解孤立感。此时来自家人的协助与支援，可以给一个新手双胞胎妈妈以极细心的照顾、支持和鼓励。

日常饮食及家务，可以请宝宝的外婆或奶奶帮忙，但一定要先达成母乳喂养观念上的共识，否则会越帮越忙。另外，夜间帮忙换尿布，以及在两个宝宝同时喂奶时，必须要有一个人帮助妈妈将宝宝抱到她的手臂上，这个工作也可以让爸爸来尝试。

八、考虑母婴同室，让宝宝想吃就吃

准备一张大大的、两手有靠的单人沙发，再多准备些靠垫、枕头，以利于舒适地同时哺喂两个宝宝。

面对着两个一般大的宝宝时，妈妈有时会感到害怕、疲惫或是压力太大，这时候，家人要学会倾听她、理解她。如果她需要哭出来，就抱着她让她哭泣。告诉她，她已经做得很棒了！

如果有需要，可以和别的双胞胎妈妈交流，或是寻求专业哺乳顾问的帮助。

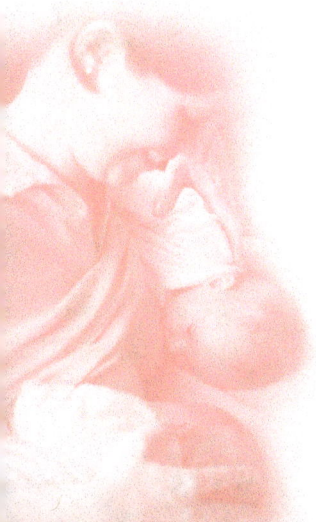

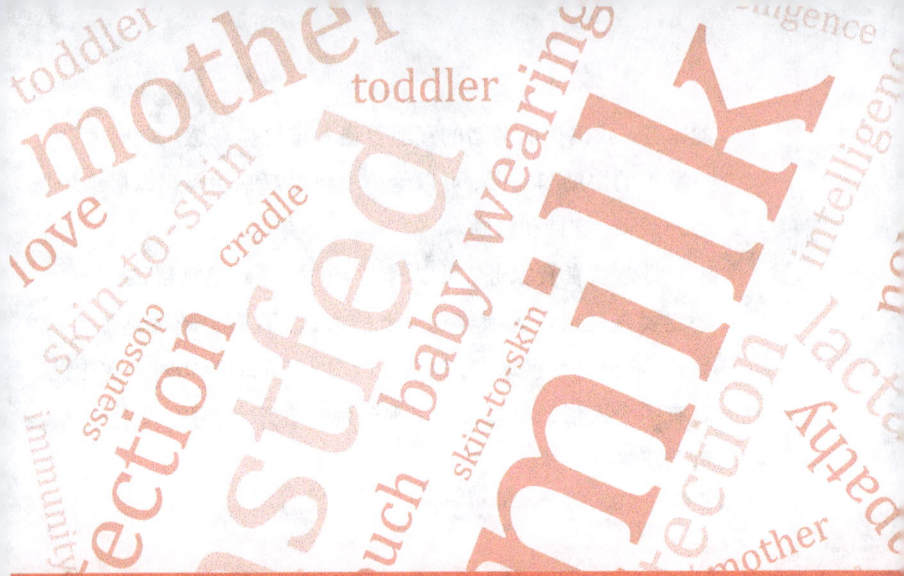

哺乳中不可承受之痛——乳头疼痛

- 疼了千万不要忍，要寻找原因、寻求帮助，尽快解决问题

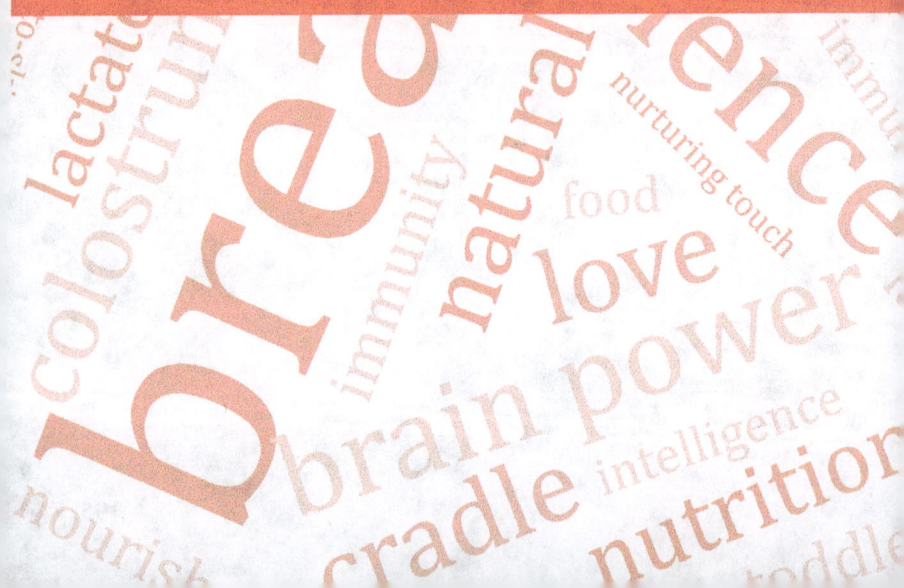

乳房、乳头疼痛是一个信息，说明有些问题需要关注并解决。据研究表明，乳头疼痛在产后的头几天（最常见于产后3—6天）非常容易发生（发生率达34%—96%），而产后6周内有1/3的妈妈是因为乳头疼痛而导致早期断奶。但乳头疼痛这并非是哺乳的常态。

一、在产后最初的1—2周，可能会发生衔乳痛

许多妈妈在哺乳的最初几天，当宝宝开始吸吮乳房时乳头较敏感，会感觉到暂时性的轻微疼痛（疼痛时间不超过30秒—1分钟），这是开始的衔乳痛，会在产后1—2周后减轻或消失。这种轻度的疼痛不会持续整个喂奶期，不会严重到妈妈害怕喂奶。

二、如发生持续而强烈的疼痛，甚至乳头皲裂，就必须寻找原因

1. 可能导致乳头疼痛的原因

（1）引起乳头疼痛最常见的原因，是由于哺乳姿势及宝宝衔乳姿势不良造成（如宝宝吸乳时，胸腹部弯曲着或远离妈妈胸腹部，造成宝宝浅浅地含着乳头）。

（2）哺乳结束时强行拔出乳头。

（3）使用奶瓶的奶嘴。

（4）使用吸奶器不当。

（5）乳头局部过度清洁或使用药物。

（6）乳头血管痉挛。

（7）乳胀或乳导管堵塞、乳头白泡。

（8）婴儿舌系带过短。

（9）宝宝口腔吸力过强。

（10）乳头感染或皮炎（细菌、念珠菌、湿疹等）。

2. 妈妈的困惑

（1）通过孕期乳头准备可以预防乳头疼痛吗？研究表明，孕期乳头韧度准备并不能预防乳头敏感或疼痛。

（2）减少喂奶次数或宝宝吸吮时间可以避免乳头疼痛吗？研究表明，宝宝长时间吸吮与乳头疼痛及皲裂并无相关性。减少吸吮会导致不适当的奶粉添加，而最终引起乳汁产量下降，甚至中断母乳喂养。

三、乳头疼痛怎么办

1. 采取正确的哺乳姿势及含接姿势最重要

正确的哺乳及含接姿势最重要。

浅含接是乳头疼痛破裂的最主要原因。不对称的含接，能够促进宝宝深含接乳房。宝宝鼻尖对乳头，头与身体呈一直线，当嘴巴张大时使其靠近乳房，尽可能含住多点乳房及乳晕组织——乳房深含接。宝宝的肩膀及小肚子紧紧贴在妈妈的胸腹部，头微微后仰。

2. 避免使用人工奶嘴，因宝宝吸吮的方式及流量与乳房上哺乳完全不同

含接姿势不良常发生在宝宝使用奶瓶奶嘴后，宝宝吸吮人工奶嘴与妈妈乳房的模式完全不同，会造成乳头混淆。奶瓶喂养，乳流快于乳房上乳汁流出的速度。如果使用奶瓶奶嘴后，再行乳房哺乳时会引起哺乳困难、乳头疼痛。

3. 哺乳结束时，应该让婴儿自行松开乳房，或用手指轻轻将乳头退出，避免强行拉出乳头

4. 吸奶器使用合适罩杯口径和适宜吸力（注意不是吸力越大越好，因为这样会伤到乳头、乳晕）

5. 避免过度清洁乳头，不要使用肥皂或毛巾用力擦

健康的乳头只需要和身体其他部位采用一样的清洗方式及频率即可。但如果乳头上有伤口，为了防止细菌入侵，需要保持清洁。

6. 如每次哺乳结束后乳头发白，可以在乳头上用毛巾温敷片刻，这样可以缓解乳头血管痉挛

7. 给宝宝频繁地哺乳，解决乳胀或乳导管堵塞

8. 如果乳头是在头 3 周后才开始疼痛，含乳姿势也无不妥，那么妈妈有必要带宝宝去医院检查一下宝宝是否患有鹅口疮

鹅口疮是一种真菌感染，需要宝宝和妈妈同时治疗。

9. 向母乳喂养专家或顾问寻求帮助。

IBCLC 小贴士

用乳汁涂抹乳头，可以促进受伤的乳头愈合

喂奶后可用手指涂些后奶在乳头和乳晕上，让其自然风干，有助于预防乳头疼痛和皲裂，并能促进损伤乳头的愈合。因母乳中的抗感染因子及表皮生长因子会促进乳头破皮愈合，而后奶中的脂肪成分可以滋润及保护乳头皮肤。

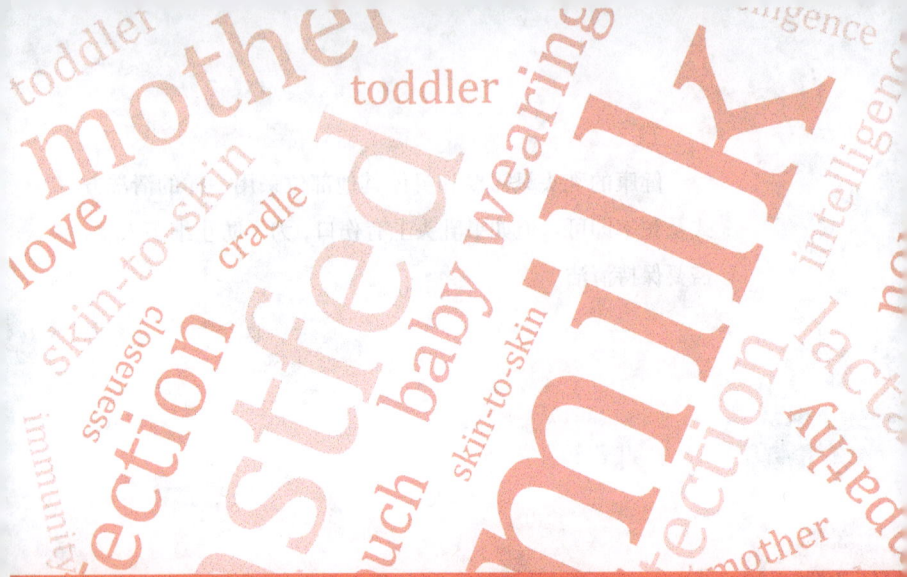

乳头疼痛之雷诺氏征的处理

- 注意保暖，减少乳头在冷空气中暴露的时间是首选的应对方法

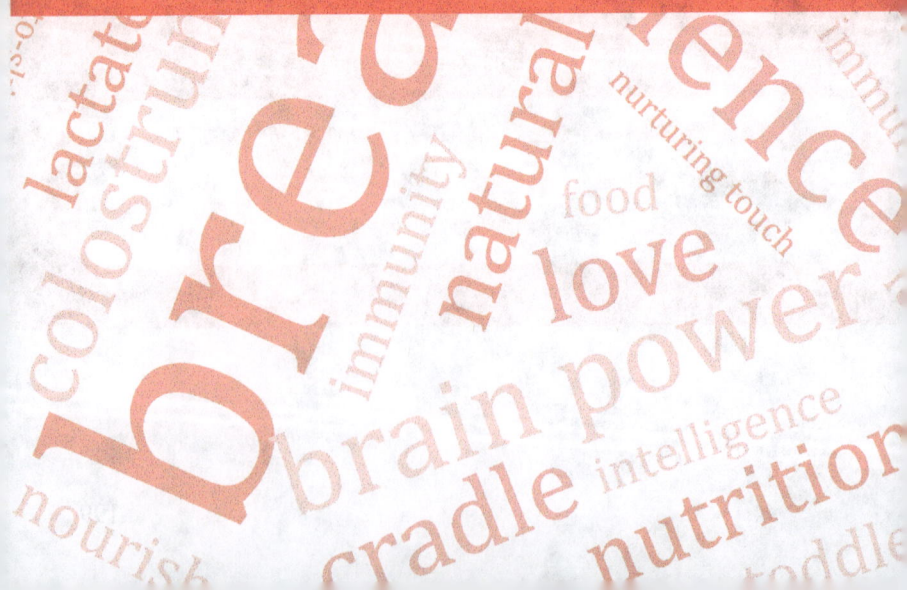

乳头疼痛是妈妈断乳的一个主要原因。许多妈妈并不知道，有一种被称作雷诺氏现象的情况，会导致乳头血管突然收缩而引起疼痛及乳头皮肤颜色改变。

一、什么是雷诺氏征

这是有些人对低温或情绪应激产生的一种过度血管反应，表现为指（趾）皮肤发生边界清楚的颜色改变，肢体可能出现网状青斑、麻木、疼痛感，随着复温或减少应激，皮肤恢复变红。皮肤血管痉挛也常见于其他部位，包括耳、鼻、面、膝和乳头的皮肤。

乳头雷诺氏征：据报道，约有 20% 的哺乳妈妈会发生乳头雷诺氏征，引起乳头疼痛、麻刺感、皮肤颜色的改变。雷诺氏征的发生常常因为寒冷、潮湿或压力而引起。此外，与咖啡、尼古丁、一些导致血管收缩的药物有关。

二、哪些现象表明产妇得了乳头雷诺氏征

（1）在哺乳前、哺乳时或哺乳后，感到尖锐的或抽动的疼痛。

（2）乳头颜色改变：从白色到蓝色再到红色。当乳头颜色恢复正常时，疼痛也往往消失了。

（3）乳头有麻木感、灼热感、刺痛感。

三、如何应对雷诺氏征的发生

1. 让产妇的身体保持温暖

（1）叠加式的穿衣。

（2）在哺乳时，身体上覆盖毯子。

（3）沐浴结束时，身体覆盖温暖的毛巾。

（4）不要让乳头遇到冷空气，在温暖的房间哺乳。

（5）哺乳前后温敷乳房。

（6）当宝宝结束吸乳时，可用手心覆盖乳头片刻。

（7）在乳头上用温热的垫巾湿敷片刻。

2. 不要食用咖啡或抽吸含尼古丁的烟类

3. 放松、深呼吸

在分娩后最初的几周到几个月，常常会感到紧张和压力。要尽量采用各种方式使自己放松，如听音乐、洗个热水澡和朋友聚会等。

4. 当产妇感到乳头疼痛时，请咨询专业人员

须考虑乳头疼痛的其他原因的可能性，如含接姿势、真菌感染、宝宝舌系带问题等。严重的雷诺氏征须咨询医生进行药物治疗，同时须检查有无相关疾病。

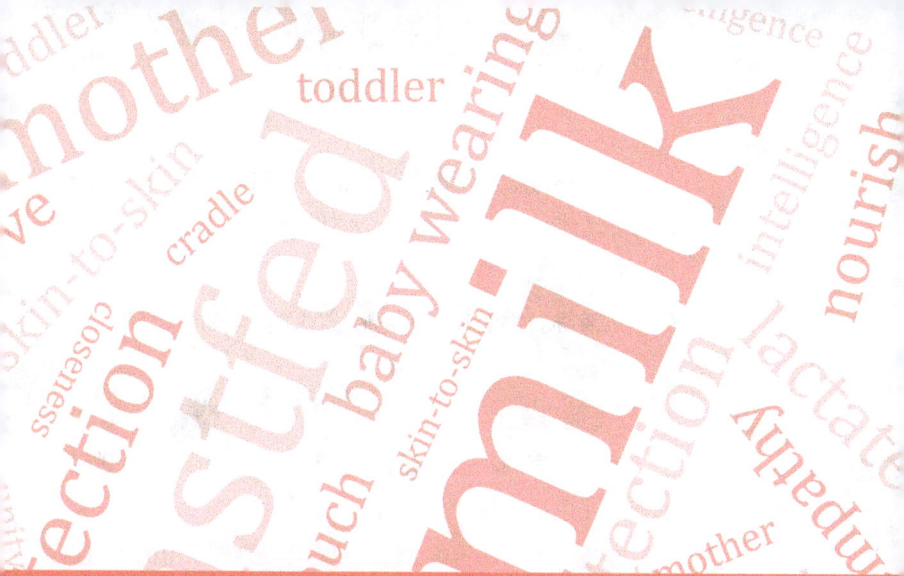

乳头出现"小白点"怎么办

- 并非所有的"小白点"都需要处理

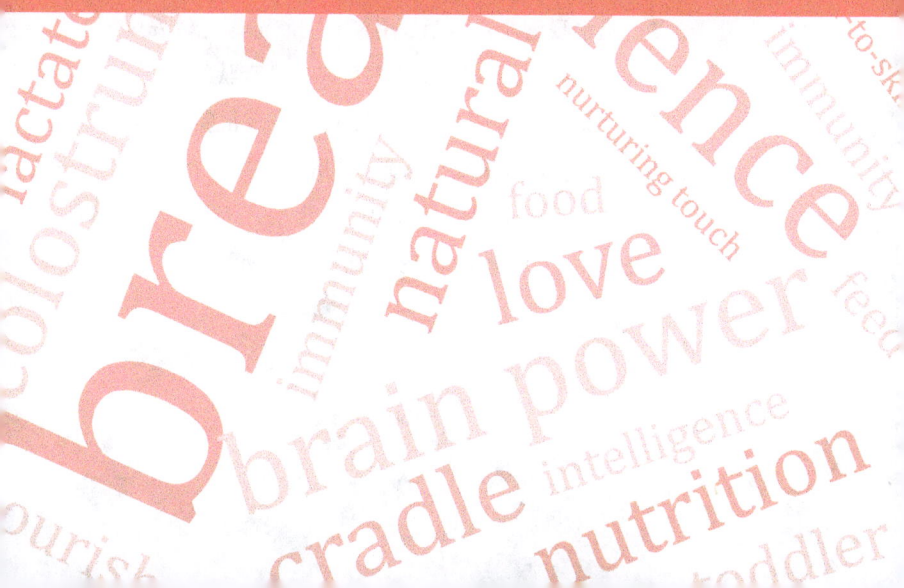

一、乳头小白点是如何形成的

乳头小白点发生的原因尚不明确，可能是以下两个原因：

（1）乳腺导管开口处形成的小水疱，时间长了，会变成老茧样的白点。

（2）乳腺导管内的乳汁钙化形成的"干燥长形奶条"。

二、乳头小白点何时需要处理

不是所有的小白点都需要处理，有些会通过宝宝吸吮，自己移出阻碍物质。

出现以下两种情况，妈妈们需要处理乳房上的小白点：

（1）因为乳头小白点的存在，造成乳腺导管堵塞影响乳汁流出，有奶结的症状出现，此时妈妈需要寻求专业的帮助。

（2）在喂宝宝时，小白点引起哺乳妈妈明显的疼痛感，也需要及时处理。

三、乳头小白点如何处理

（1）如果小白点的形成是因为水疱老化，或者死皮的原因，可以软化表皮，然后轻轻擦去就可以。

（2）温水浸泡小白点后，用婴儿润肤油等比较安全的油润滑白点处，轻柔地挤压，有时可挤出牙膏状的物质。

（3）用无菌针头挑开阻塞物，有时效果很明显，会有乳汁从中流出。该方法应无菌操作，所以需要专业人士操作。

（4）如果乳头小白点的现象一直出现，有些专家建议减少妈妈饮食里的饱和脂肪酸，及适当服用卵磷脂。

妈妈们如果发生乳头小白点，莫要慌张，小白点若没有引起乳头疼痛，也没有引起乳腺管堵塞，不必立刻处理，有些时候宝宝用他/她强大的吸吮力能帮你消除障碍。如果已经引起不适，也不要自己盲目处理，尽快去母乳喂养、乳腺专科就诊，或者向专业人士请教。

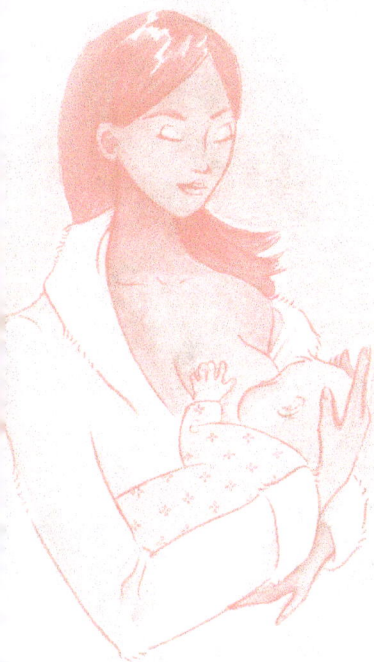

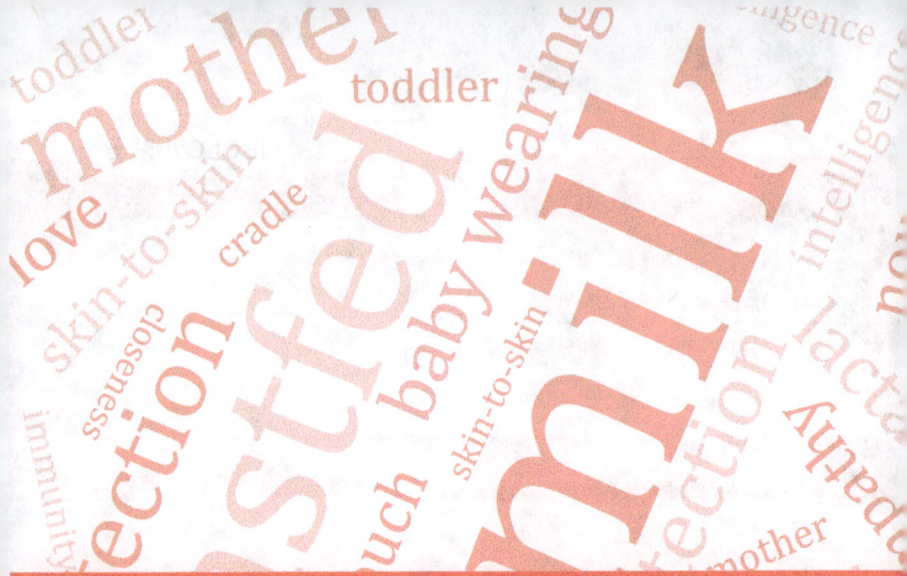

婴儿舌系带过短的问题

- 如果明显影响了母乳喂养，需要得到专业人士的帮助和指导

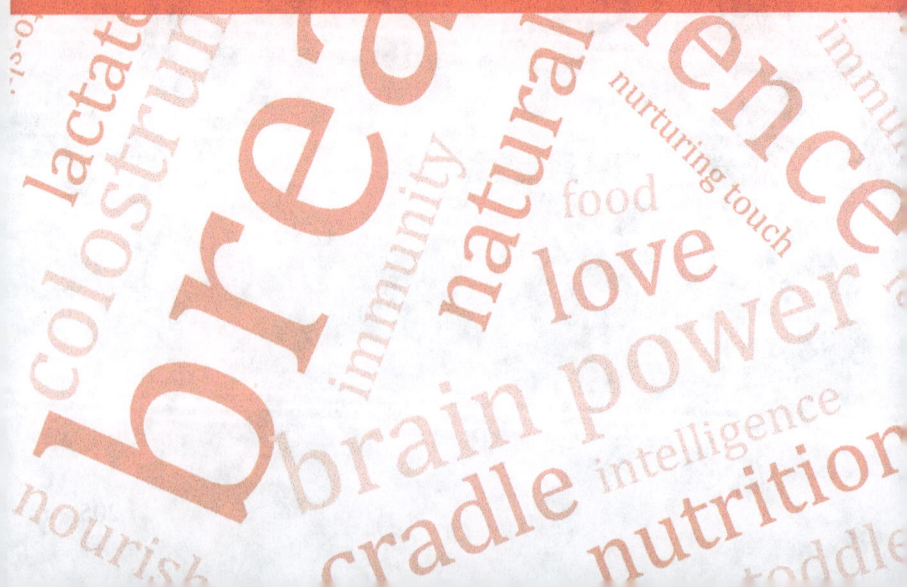

在哺乳的过程中，除了母亲自身的一些因素会成为母乳喂养的阻碍，还有一部分阻碍因素来自婴儿。但是，通常这些因素因为不容易观察到而被大家所忽略，比如婴儿舌系带过短（图 32）。

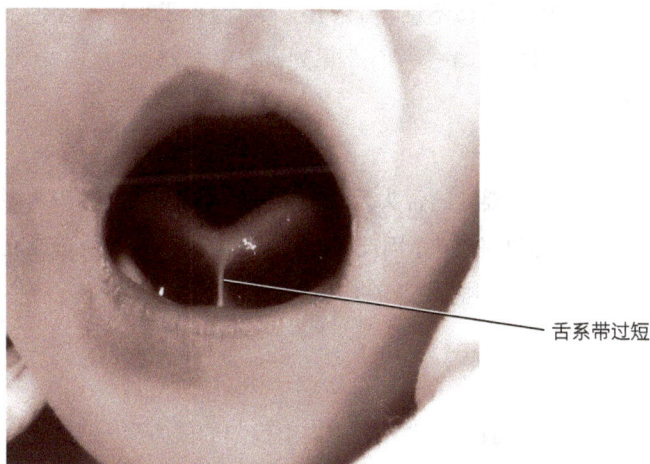

舌系带过短

图 32　婴儿舌系带过短

舌系带过短（或结舌）是一种先天畸形，表现为舌系带过短，或者颏舌肌紧紧地附着而限制了舌的运动（即限制性舌系带）。目前尚无舌系带过短的标准定义。大约有 3% 的新生儿有舌系带过短或肥厚的情况，男婴多于女婴，有家族遗传的倾向。

一、舌系带过短的临床表现

（1）异常短的舌系带，止于舌尖或接近舌尖处。

（2）难以抬起舌头至上牙槽。

（3）难以将舌头伸过下中切牙 1—2 毫米以上。

（4）舌的左右运动受限。

（5）舌前伸时呈心形或有切迹。

二、舌系带过短与母乳喂养

不是所有的舌系带过短都会影响含乳，大约有 1/4 会影响含乳。大部分舌系带过短婴儿可以毫不费力地接受母乳喂养。然而，有报道舌系带过短婴儿出现哺乳困难（如哺乳含接不良、母亲乳头疼痛）的发生率比无舌系带过短者更高（在一项病例系列研究中为 25∶3）。

1. 舌系带过短时，容易引起含接困难及乳头疼痛

婴儿的舌头无法做良好的伸展，加上舌头两侧无法卷起包裹乳头，因此含乳时有困难，并且可能造成乳头上的切迹（乳头表面被压出一条横线）及乳头疼痛。

2. 舌系带过短可能会导致婴儿生长发育不良

因为舌尖和舌中向上提起的能力受限，将乳房组织往硬腭挤压奶水的力道不足，对乳房的刺激不够而导致奶水不足，可能会导致婴儿生长发育不良。

三、判断舌系带是否过短的方法

1. 舌系带初步检查的方法

将手指划过舌下，如果感觉到：

（1）顺利地划过：没有问题。

（2）轻微的阻碍：可能存在潜在的问题。

（3）很大的阻碍：很有可能存在问题。

（4）存在薄的、中等的、大的薄膜，肯定存在问题。

2. 到医院就诊，进一步判断是否需要手术治疗

3. 不是所有的舌系带过短都需要手术

若确实在母乳喂养过程中存在问题的婴儿，哺乳专家应检查是否有舌系带过短的情况，为了延长哺乳的持续时间，可能有必要进行系带切开术。

舌系带切开术（也称为系带延长术），就是简单地释放或者"剪断"舌系带。该手术通常用于母乳喂养困难的婴儿，采用或不采用局部麻醉皆可。舌系带切开术的时间应越早越好，刚出生的新生儿，舌系带上没有神经和血管，术后可马上开始母乳喂养。

IBCLC 小贴士

舌系带过短的婴儿，在母乳喂养方面，可能会引起妈妈乳头疼痛、婴儿含乳不良、摄入不足导致体重增长不良等问题，随着婴儿的成长，还会引起言语（发音）障碍、机械运动障碍及社交窘迫等，各阶段的影响会一直存在。因此，妈妈或者医护人员发现上述问题时，不要忽视舌系带的问题，一旦有疑问需要及时寻找专业人员的帮助，以尽早发现问题，避免其对母乳喂养的影响。

哺乳期乳房肿胀

• 产后尽早和宝宝在一起，做到按需哺乳，让乳房肿胀远离你涨奶是指产后 2—4 天，新妈妈发生乳房肿涨的情况，其实这对妈妈来说是乳汁即将"大规模"产生的好兆头。但由于缺乏经验和难忍的疼痛，妈妈们往往不知所措，或者听从"开奶师"的"暴力开奶"，这样问题不但没有解决反而变得更糟。产后头几天的乳房胀痛，可能是导致妈妈们早早断奶的一个重要原因。

一、乳房肿胀

对于大部分妈妈来说，乳房胀痛往往在产后 3—5 天达到峰值，有些人甚至要持续 2 周左右才能缓解，经产妇可能比初产妇更容易出现乳房胀痛。相比第一次怀孕，这种乳房胀痛的程度也会更明显，这是因为第一次怀孕及哺乳经历促使大量乳腺组织生长后，使得怀孕后乳汁量可以很快达到较高的水平。

乳房肿胀可以分为正常的乳涨和病理性乳胀。

1. 正常的乳涨

通常在奶量增长的泌乳Ⅱ期即产后 2 天内发生，由于泌乳素迅速升高引起血流量更多流向乳腺，使得奶量分泌增多，随之而来的组织水肿则导致了正常的乳涨。同时，如果产程中过多输液导致组织水肿也可能加重产后的乳涨，此时乳房的手感是韧，而不是坚硬，通过恰当的按摩和频繁地哺乳通常是可以缓解的。妈妈也可能出现不明原因的体温升高，一般不超过 38.5 摄氏度，无须特别药物治疗体温会自行下降。

2. 病理性乳胀

当乳胀没有恰当处理，可能会导致乳房水肿情况，同时妈妈的疼痛感不能缓解，这就会影响乳汁排出。水肿的乳头、乳晕又使得宝宝无法含接、无法吸到奶水，恶性循环加重乳房的水肿和乳汁淤积，甚至引发乳腺炎和乳腺脓肿形成。病理性乳胀是生理性乳涨没有妥善处理后发展而来。此时，乳房的手感坚硬，皮肤的温度比正常升高，有时皮肤呈现紧绷发亮的外观。喂奶并不能缓解这种肿胀和发热的感觉，而且乳汁排出不畅，乳头、乳晕明显水肿。

3. 预防乳房肿胀，或者出现了病理性乳胀该如何处理

（1）在整个产程中，减少不必要的静脉输液。

（2）尽早开始哺乳，建议产后 6 小时内开始尝试哺乳，而妈妈与宝宝的皮肤接触也是越早越好、越多越好，既可以增加母子感情，又可以促进母亲泌乳。

（3）提倡母婴同床，夜间哺乳。

4. 尽管做到以上各项预防措施，但还是发生了乳房肿胀，这时候我们的建议如下

（1）最重要的还是有效的乳汁排出。

• 这个时候千万不要轻易地停止哺乳。恰恰相反的是，妈妈更需要频繁地喂奶，一天哺乳次数起码 8—12 次，而不是按时哺乳。不需要限制每次哺乳时间，也不需要频繁换边，一边乳房哺乳结束再换另外一边哺乳。

• 调整哺乳的姿势，让宝宝更深地含接乳房，更容易、更舒服地吸到奶。

• 对于乳房水肿导致宝宝无法含接的，可以通过手挤奶或者用吸奶器辅助乳汁排出，有时稍微挤出来一点奶，使得乳房变松软就能帮助宝宝含上乳房吃奶。乳头、乳晕严重水肿，可以通过反向挤压的手法来缓解。当上述方法都不

能缓解乳房的肿胀，达到病理性乳房肿胀时，则需要到医院的专科门诊寻求帮助了。

（2）还可以通过其他一些方式来帮助乳汁排出。

· 喂奶前，妈妈可以热敷乳房或者洗个热水澡，不过不建议温度过高或者热敷时间过长，过度反而会使得血管充血加重了肿胀，建议热敷时间在1—2分钟即可；轻柔地按摩乳房，刺激乳头、促发催产素反射；让妈妈做一些可以放松情绪的事情。

· 喂奶后，妈妈可以选择冷敷，来缓解乳房的疼痛，但要注意避免冷敷乳头、乳晕区域，以免降低喷乳反射。

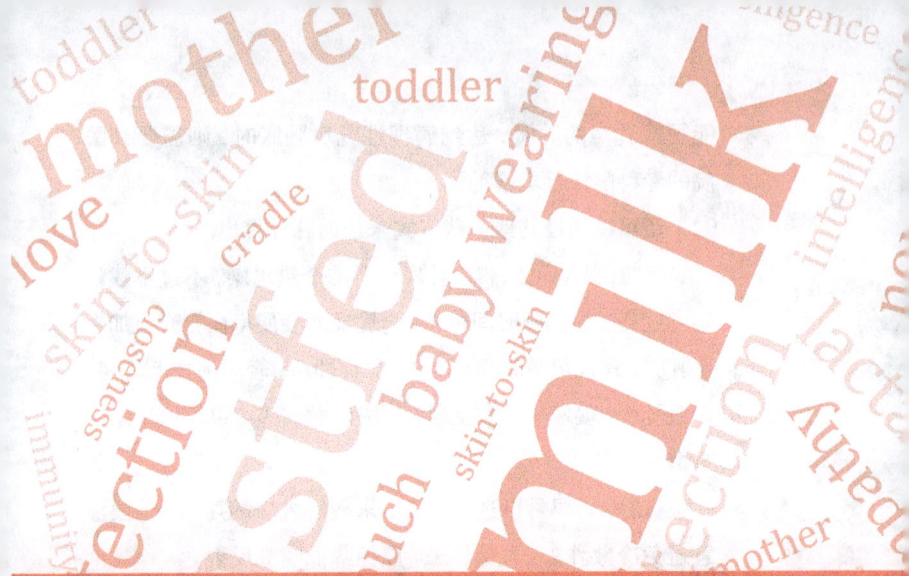

哺乳期乳腺炎

- 治疗三大要素：确保乳汁的排出，放松心情休息，接受必要的治疗

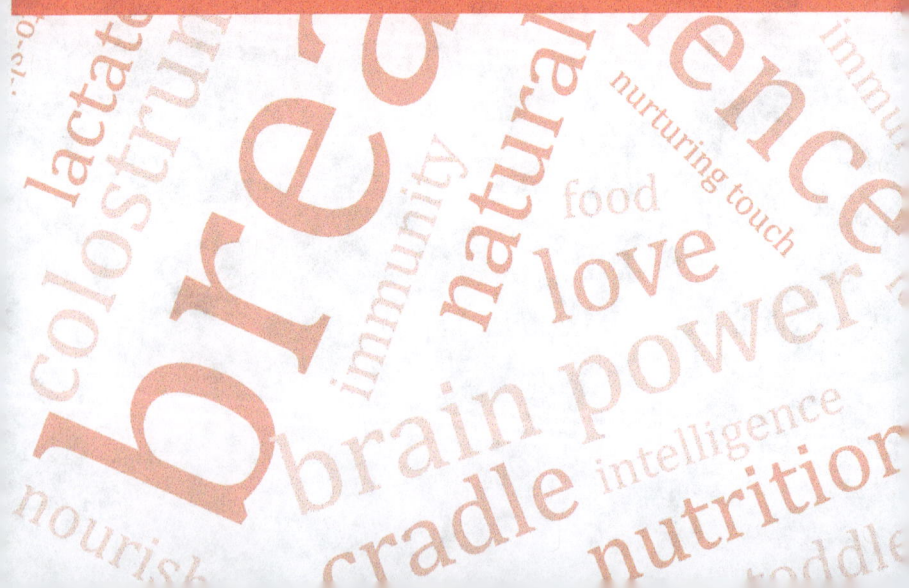

门诊经常会碰到一些新手妈妈，在母乳喂养期间发生乳房胀痛，乳房局部皮肤发红，甚至摸到包块，非常紧张。坚持母乳喂养非常不容易，碰到乳腺炎更是让产后手忙脚乱、不在状态的妈妈们雪上加霜，那么乳腺炎到底是怎么回事？

首先，哺乳期乳腺炎在哺乳期女性中的发生率并不低，大约 1/3 的初产妇在哺乳期第 1 个月会发生。同时，往往发生过乳腺炎的人群再次发病的可能性较高，有些妈妈甚至因为反复发生乳腺炎发展成为乳腺脓肿，不得不行手术治疗而痛苦不堪，最终放弃亲喂或选择早早断奶，实在是可惜！

一、到底什么原因引起乳腺炎

这是一个内忧外患的过程。**内因**而言，由于经历了辛苦的生产过程和孩子出生后一段时间内带来的生活规律打乱，使得妈妈们没有办法好好休息，加上体内激素水平下降造成的心情低落，这段时间的妈妈可谓身心俱疲。身体的整体免疫力下降，给疾病以可乘之机。

到了晚上，更是想能睡个整夜而减少了夜奶次数，乳房里的乳汁没有被定期有效排出而过度累积，为细菌繁殖提供了非常好的温床。

再来看看**外患**，宝宝吃奶虽然是天性，但"怎么吃"确实是一个需要学习的"技术活"，需要宝宝和妈妈双方的配合。如果含接过浅会造成乳头的破损，使得细菌趁机逆行入乳房引起感染。生病的宝宝或者早产儿吸吮力弱、不协调等因素，都会导致乳汁不能有效排出。

另外值得一提的是，过紧的胸罩和汽车保险带会带来乳房的额外压力，影响乳汁排空。

总而言之，妈妈自身的身体状态与外来细菌逆行感染，各种因素导致的乳汁不能有效排空，最终造成了乳腺炎的发生。

二、得了乳腺炎怎么办

如果哺乳期妈妈得了乳腺炎，**处理的原则就是促进排乳和充分休息。**

1. 让乳汁有效地从乳房移出，可以做的事情有这样一些

（1）纠正宝宝的含接，乳头及大部分乳晕应当被含接。

（2）多调整哺乳姿势，不要拘泥于教科书上传授的基本动作。作为哺乳动物的我们，应该更相信天性，怎么舒服怎么喂，摇篮式、躺卧式、橄榄球式哺乳方式都可以尝试，甚至采取让孩子的下巴对准堵塞方向的哺乳体位，发挥自己的聪明才智。

（3）频繁哺乳。

（4）在宝宝吸吮时，轻柔地按摩乳房阻塞部位。

2. 充分休息就是让妈妈专心于哺乳这一件事

把换尿布、帮孩子洗澡等杂事交由他人打理。尽量调节自己的睡眠节奏与孩子一致，他／她睡你也睡，他／她醒了就喂奶。哺乳的时候听些喜欢的音乐，看爱看的电视、书籍等，都有助于舒缓妈妈的紧张情绪，加速身体的恢复。

三、乳腺发炎了怎么办

对于发炎的乳腺可以采取冷敷法，或者热敷，顺着导管方向温和地打圈按摩乳房也是非常有效的。**但如果局部已经出现非常明显的红色炎症包块，就不要去热敷或者挤压，容易引起炎症的扩散。**

如果采取了以上方法病情还是不能缓解，就要考虑使用抗生素了，哺乳期并不是禁忌所有药物，按照哺乳期用药指南，一些常用抗生素是安全有效的。如果一再复发，建议立即就诊，采取医疗手段抗感染治疗。

哺乳期乳腺脓肿

- 有效排出乳汁是首选治疗方法
- 乳汁里并没有脓液，完全可以继续母乳喂养当乳腺炎反复发作，或者没有得到规范足够疗程的治疗后，约有 2%—11% 的乳腺炎妈妈会发展到乳腺脓肿。这时候就不能自行处理或者请外面一些非专业的"开奶师"处理了，不恰当的处理反而会使情况变得更糟，脓肿范围扩大至整个乳房，或者形成窦道，在乳房皮肤表面看到破溃流脓。如果真的在哺乳阶段发生了乳腺脓肿，请记住一定要到医院求助专业的医护人员。

一、哪些人群存在发展到乳腺脓肿的高危因素

1. 之前有过乳腺炎病史

2. 延误治疗

在有效排出乳汁和充分休息标准治疗早期乳腺炎的措施坚持 24 小时之后，如果炎症情况并没有改善，建议及时就医。

3. 非正规疗程使用抗生素

根据哺乳期合理用药原则使用抗生素，即使产妇感觉好多了，也不能马上停药，乳腺炎的抗生素治疗必须坚持至少 14 天。不用担心药物会对宝宝有不良反应，L1-2 级药物的安全性对于妈妈和宝宝都是有保障的，相反如果药物不能达到疗程，乳腺炎可能会再次复发。

4. 没有有效移出患侧乳房的乳汁

前文已提到，治疗乳腺炎最有效的方法，就是要移出乳房的乳汁。当患者乳房的乳汁不能有效移出时，就可能造成乳汁进一步淤积，加上感染因素，形成一个恶性循环，炎症发展成为乳腺脓肿，脓肿的范围随着乳汁淤积而进一步扩大。

5. 患侧乳房停止哺乳

6. 突然的断奶

在乳腺炎早期，有些妈妈会有一些误解，担心宝宝吃了"发炎"的奶水而有损健康，就断然决定停止哺乳。这样反而加重乳汁淤积，不利于炎症好转，**离乳的过程本身也是循序渐进的过程，妈妈急于断奶而忽视自然规律，也是导致离乳期乳腺炎高发的重要原因。**

二、如何发现乳房脓肿

其实，比较表浅的乳房脓肿很容易自己看到、摸到，皮肤上会有明显的一块红肿区域，有时皮肤因为水肿而显得发亮，触摸上去并不是之前乳房肿胀或者炎症时候那么硬，甚至在红肿最明显的地方摸上去是软软的，这时往往脓肿已经完全形成了。当然，对于脓肿的确认，我们不能仅仅依靠手去体检。对于深部的脓肿及脓肿的最终确认，需要借助一些辅助检查，比如超声波检测，深部脓肿在超声波上有着非常明显的无回声区域。钼靶检查在脓肿诊断上没有太大帮助。

三、得了乳房脓肿是否一定需要手术

确诊脓肿后，似乎就只有一个选择：开刀，切口引流脓液。其实不然，可以有更好的办法。比较小的肿块（<5厘米）可以通过超声波引导下的细针穿刺引流的方法，伤口小，不影响哺乳。经过几次穿刺，成功率比直接传统手术更高。对于范围比较大的乳房脓肿（>5厘米），需要进行乳房切开引流手术，此时手术更有助于彻底打开脓包，清洁冲洗乳房里的脓液，预防残留再次引起乳腺脓肿。

四、如果乳腺脓肿，是不是就不能喂奶了

当然不是，有效地排出乳汁仍然是治疗乳腺脓肿的首选方法。宝宝仍然可以继续母乳喂养，除非乳房脓肿的切口会影响到宝宝含接，这时也应该使用手挤奶或者用吸奶器来排出乳汁。有时候宝宝拒绝乳汁，只是因为乳汁的口味改变而已，这是由于之前的乳腺炎导致乳汁里的蛋白质、糖类及一些离子成分会发生变化，特别是乳糖降低，而钠含量升高，使得乳汁尝上去变咸了。**乳汁里并不存在脓液，乳腺脓肿时，是完全可以母乳喂养的。**

五、乳腺脓肿后是否需要马上回奶

当然不是，前面已经解释了**"堵"不能解决问题，"疏"才是最重要的**。断奶或者特意减少哺乳，反而使得脓肿周围血流减少，从而不利于脓肿吸收，使得乳房肿胀不能缓解。

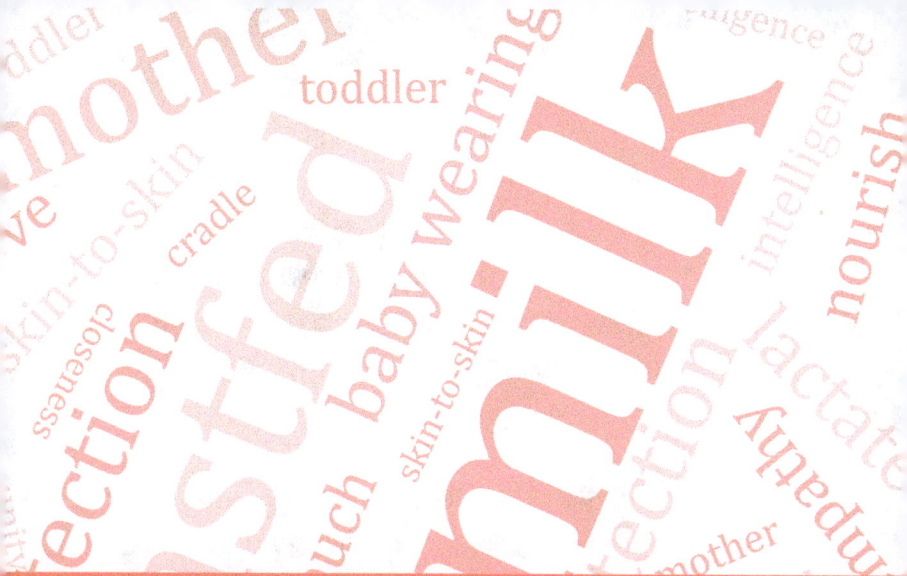

宝宝突然对吃奶失去兴趣怎么办

- 这并不是断奶的信号

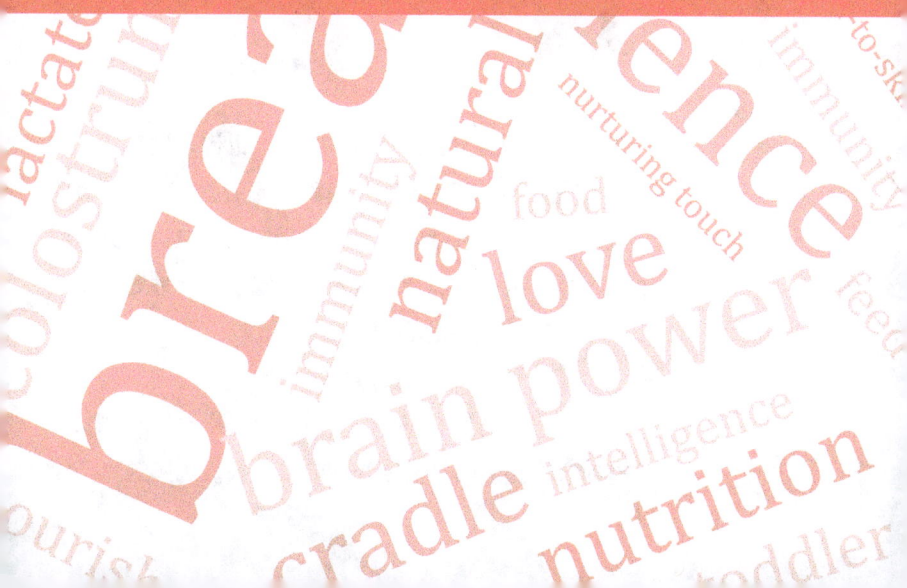

一些宝宝在哺乳期间的某段时间（常发生在 3 个月、7 个月左右）突然拒绝乳房，对吃奶失去兴趣，也可以称为"宝宝罢奶"。表现为宝宝可以到乳房上张嘴含乳，但马上就拒绝吃奶、哭闹，或是逐渐减少吸奶次数。宝宝拒绝乳房、难以取悦，会让妈妈感到心烦意乱、沮丧，怀疑自己是否什么地方做错了，或是认为宝宝开始自主断奶了。

一、"宝宝对吃奶失去兴趣"只是暂时的，这并不是断奶的信号

宝宝罢奶，有时可能会持续 3—4 周，但这并不是断奶的信号。很少有宝宝会在 1 岁前自己断奶。蹒跚学步的幼儿在断奶时，并不表现为这种罢奶的烦躁或是难以取悦。我们可以认为宝宝是步入成长的下一阶段，哺乳的另一种模式。

妈妈要相信，过几天宝宝就会从这种哺乳时挣扎、难以安静的状态下回到规律吃奶的模式。妈妈需要放松、耐心调整哺乳模式；频繁地与宝宝肌肤相亲，宝宝放在乳房上而并不给宝宝哺乳的压力；定期挤奶来保持奶量。

如果几天后，宝宝还是持续罢奶，妈妈们需要就诊来排除宝宝是否哪里疼痛和不适。

二、寻找宝宝罢奶的原因

1. 可能是发育的正常阶段

很难说清楚宝宝罢奶的确切原因，也许是发育的特别现象。在这段时间里，宝宝的吸奶会更有效率，在很短的时间能得到更多的乳汁。宝宝会因周围的人或事物分散注意力，而断断续续地吸奶。在夜间，宝宝容易吃着"瞌睡奶"，来补充白天缺少的喂养。

2. 宝宝感到疼痛或不舒服

有时宝宝拒绝哺乳是因为疼痛或疾病。妈妈需要寻找

宝宝拒绝哺乳的原因，如耳朵痛、感冒、鼻塞、鹅口疮、出牙痛等，积极解决引起宝宝不适的原因，同时需要定时的泵乳以维持乳汁产量，寻找替代的喂养方式（勺喂、杯喂）来喂养，直到直接的母乳喂养能够重新被建立。

3. 使用奶瓶或安抚奶嘴过多，或是添加辅食不当

一些宝宝在习惯使用奶瓶或安抚奶嘴后，因完全不同的吸吮会使宝宝习惯人工奶嘴，而拒绝在乳房上吃奶。对于添加辅食的宝宝，妈妈需要回归宝宝喂养的量及频率，避免因过量喂养而导致宝宝拒绝哺乳。

4. 妈妈健康状况不佳

母亲压力、紧张、疲乏、饮食不当等，会导致宝宝喂养减少。

5. 妈妈身上的气味改变

妈妈处于月经期，乳汁的味道及皮肤上分泌物的气味有轻微改变；妈妈更换了身体乳液和洗衣粉的牌子等，导致母亲的气味改变，宝宝不熟悉而拒绝哺乳。

三、如何应对宝宝的罢奶

1. 妈妈和宝宝

（1）检查宝宝是否有疾病或是疼痛，积极治疗。

（2）避免给宝宝使用奶瓶奶嘴或安抚奶嘴，可以用杯喂或勺喂的方法添加液体。

（3）妈妈注意多休息，饮食上摄入足够水分、蛋白质、新鲜蔬菜。

（4）妈妈在喂奶前清洁乳房，去除香水、乳液等。

（5）多与宝宝进行肌肤接触，增加亲密感。

2. 哺乳技巧

（1）在喂奶时，妈妈要选择安静的环境，灯光微弱，全神贯注地喂奶（不要说话、不要用手提电脑工作或是看电视等），避免被打扰。

（2）当宝宝开始吸手指或其他东西时，把他/她放在乳房上，让他/她吸奶。

（3）尝试喂"瞌睡奶"，在宝宝快要入睡时，或刚刚入睡时哺乳。

（4）用其他方法，如瓶喂先喂几分钟，接着马上换到乳房上哺乳。

（5）挤出少量乳汁在乳头上，或是在宝宝嘴唇上，诱导宝宝吸奶。

（6）在喂奶前使用放松技巧，或是乳房按摩，增加喷乳反射。

（7）当宝宝在乳房上哺乳时，同时挤压乳房增加乳流。

（8）当宝宝耳朵痛、鼻塞时，采取竖抱或半躺式的哺乳方式，避免压迫一侧耳朵，促进鼻腔分泌物流出。在哺乳前，应用药物缓解鼻腔阻塞。

（9）出牙痛引起的哺乳困难，常表现为断断续续烦躁地推开乳房，可以使用冰的牙胶或是手指按摩牙龈，缓解牙床疼痛。宝宝可能会在哺乳时咬妈妈的乳头，而妈妈因疼痛的反应会一下子吓到宝宝，这时需要妈妈和宝宝多多地进行肌肤接触，重新建立信任关系。

（10）对于已经添加辅食的宝宝，要在添加其他食物前哺乳，减少每次添加食物的量。

（11）两次喂奶期间，用手挤奶或吸奶器吸乳，保持乳汁产量。

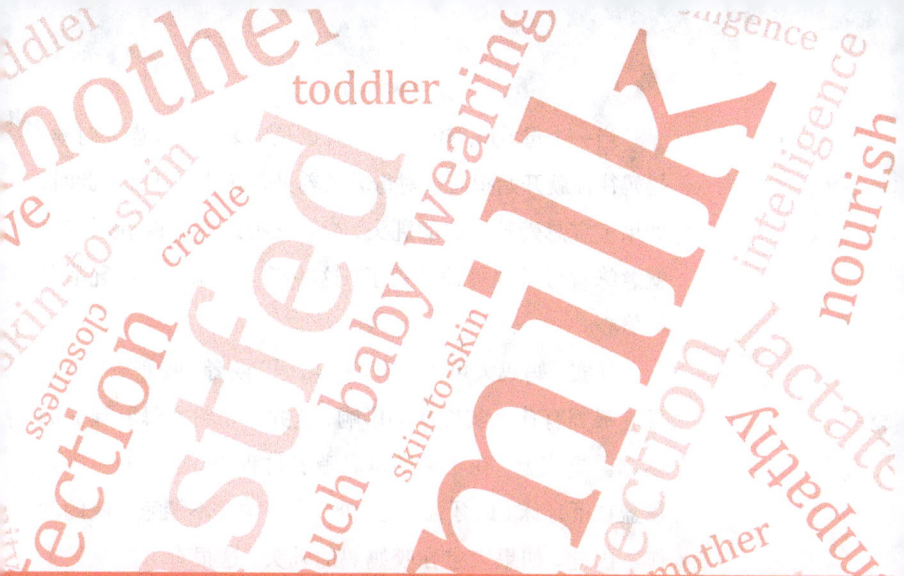

宝宝总是爱咬妈妈的乳头

• 不要纵容宝宝咬乳头，这是暂时的情况，会改善的

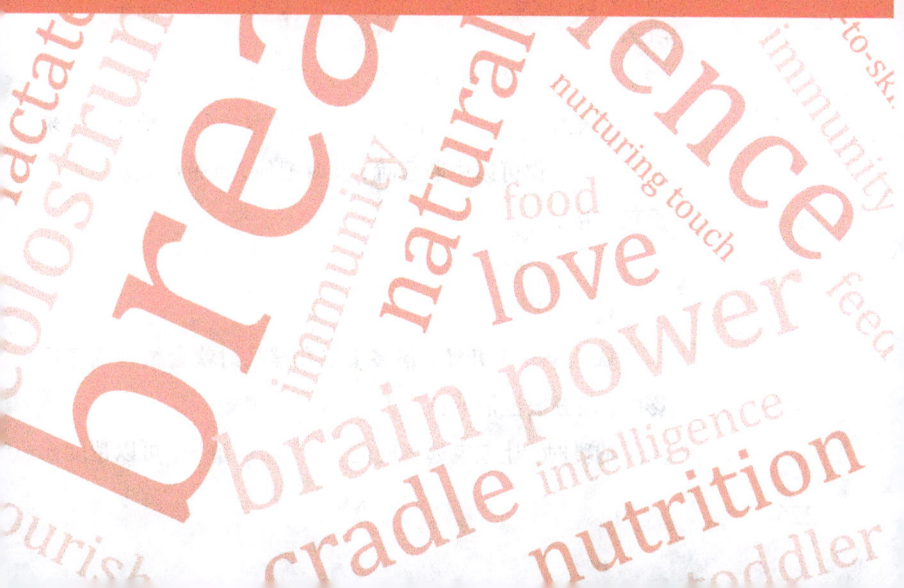

当一个母乳喂养宝宝牙床开始长出第一颗牙齿的时候，妈妈往往就开始担心这对母乳喂养是否意味着什么？此时，如果宝宝总爱咬妈妈的乳头，或者又听人告诉她"咬奶头"就意味着母乳喂养该结束了，这些都会影响妈妈母乳喂养的信心。

其实，妈妈大可不必担心"出牙"或者"咬奶头"会对母乳喂养有什么实质性的影响，这并不是终止母乳喂养的标志。事实上，在正常的母乳喂养过程中，宝宝的舌头是覆盖在下牙床（或牙齿）之上的，他/她并不能完成咬的动作。因此，如果宝宝在咬妈妈的乳头，这很有可能是发生在刚开始哺乳时，或者是哺乳快要结束时，这往往意味着宝宝并没有在积极地进餐。

一、注意观察你的宝宝

观察你的宝宝是怎样含住或放掉你的乳房的，这可能会对阻止宝宝咬乳头有帮助。

母乳喂养时宝宝总爱咬妈妈的乳头，该如何预防。

（1）哺乳开始时，在宝宝的嘴巴张大前，先抱紧让他/她到你的乳房上，这样能预防他/她一上来时就先咬上你的乳头。

（2）在哺乳过程中认真关注宝宝也很重要。

如果宝宝看起来在玩，或者他/她的面部表情看起来有点淘气，你可以中断吸吮，及时把他/她带离乳房，然后重新含接。

二、让母乳喂养远离干扰

从几个月大开始，很多宝宝在哺乳时就会被周围环境影响，而分散他们的注意力。

（1）哺乳时，让宝宝远离使他/她分心的事物，可以帮助你和你的宝宝充分关注母乳喂养。

（2）当你的宝宝积极、专心地吃奶，那么当他／她完成哺乳的时候，妈妈可以给宝宝一些附加的奖励。用这种方式，通常可以鼓励你的宝宝，并有效阻止他／她咬乳头。

三、在哺乳前给宝宝嚼些冷的东西

一个正在出牙的婴儿的牙龈可能会有些痛或不舒适感，这会使得他／她想咬或咀嚼些什么。这可能是哺乳时宝宝想咬你乳头的一个原因。

（1）出牙期的宝宝，在喂奶前可以考虑给宝宝一个冷的东西让他／她咀嚼，以缓解他／她的牙龈酸痛，这样可以阻止宝宝想咬的冲动。

（2）根据宝宝的年龄，可以选择冷牙环、湿冷的布类让其咀嚼。如果宝宝已经开始添加辅食，那也可以选择适合宝宝年龄的、冷的或冰冻的食物。

（3）如果妈妈觉得宝宝出牙期间显得很痛苦，你也可以带他／她去看看牙医寻求帮助。

四、要重视最基础的哺乳姿势和含接

有的宝宝在哺乳时会含着乳房不吸吮，此时他／她的上牙会"搁在"乳房上休息，这时他／她即使不咬，也有可能会在乳房上压出牙印，妈妈也会感到有些痛。

（1）如果发生这种情况，妈妈还是需要检查一下你的哺乳姿势和宝宝的含接方式，你不觉得痛是最重要的。

（2）掌握哺乳姿势的要点：抱紧你的宝宝，胸贴胸、腹贴腹、鼻尖对着乳头，这样等宝宝张大嘴巴含住乳房时，你被他／她含入的乳头就会指向他／她口腔后方的软硬腭交界处。当你的宝宝这样含接的时候，他／她的下巴会紧贴着

你的乳房，而他／她的鼻子就会离开乳房——这样宝宝在乳房上休息时，他／她上部的牙齿就不太会压在乳房上。

五、刺激你的喷奶反射

如果乳汁流量不大，可能会让宝宝想咬乳头，因此，如果宝宝在哺乳刚开始的时候咬乳头，这可能是他／她对一开始不那么充足的乳汁流量不耐烦的表现。如果发生这种情况，你在哺乳前采取些措施刺激你的喷奶反射，可能会有帮助，以快速缓解宝宝饥饿不适的感觉。

六、宝宝正在咬我，该怎么办

（1）如果你的宝宝咬你了，你可带他／她离开你的乳房并说："不！"

（2）记得不要大声喊或惊呼，因为这可能会吓到宝宝，又或者这会让他／她认为是有趣的事，从而更频繁地去重复这个动作。

IBCLC 小贴士

如果宝宝常常会咬妈妈，很有可能是暂时性的（即使妈妈感觉比较痛）。很多妈妈经历了宝宝喜欢咬乳头的阶段后，仍能持续母乳喂养很久，此后也没有任何问题发生。所以，我们不建议妈妈采取一些老方法，比如在宝宝咬的时候，大人也去咬宝宝的后背，以此来让宝宝停止咬的动作。因为，宝宝和我们成人一样，也是有痛觉的，这会让宝宝痛苦，我们没有必要这样做。

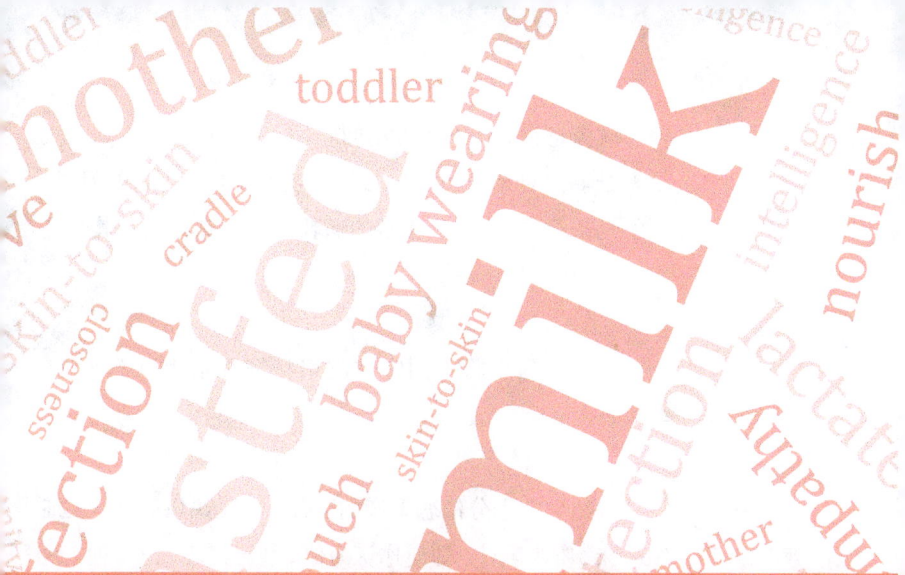

母乳喂养中宝宝展现不同个性

• 每个宝宝都拥有自己独特的气质

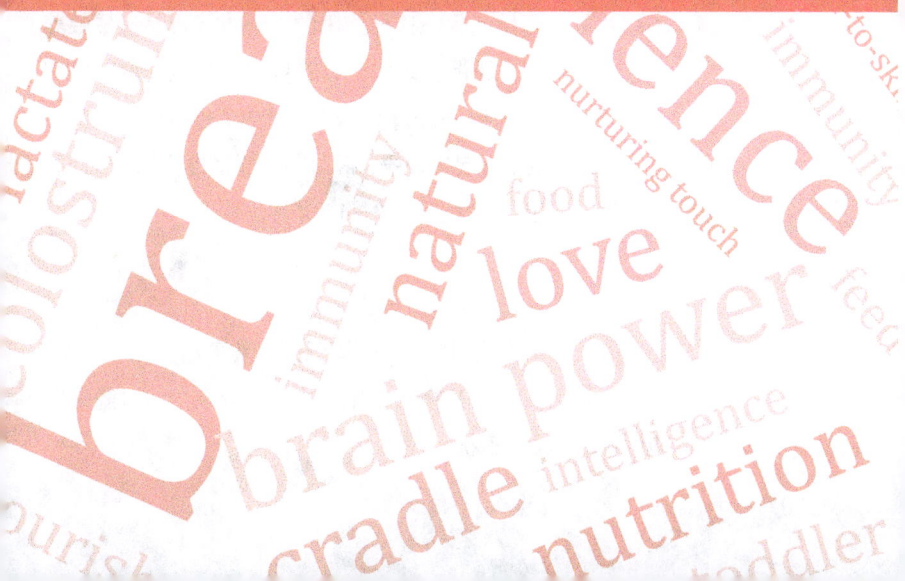

就像爸爸妈妈的个性不同，不同宝宝也拥有不同的气质特征。父母亲要去了解自己宝宝的个性、吃奶的习惯，而不是去简单地套用"正常的哺乳模式"，或是去和其他宝宝相比较。

有儿科医生将不同宝宝吃奶特征总结为以下 5 类，非常形象：

1. 美食家

这类宝宝十分依恋母亲的乳汁，享受妈妈的怀抱，细细品味、吮吸乳汁，即使你认为他 / 她已经吃饱了，他 / 她还是抓着你，期待又一次的餐后小饮。

2. 效率家

能够十分有效率地吸奶，从一侧到另一侧乳房，然后就会自己玩玩或是睡上一会儿。

3. 瞌睡虫

这类宝宝通常是在吃和睡之间交替进行，吃吃睡睡、小睡片刻又开始就餐。这种悠闲的吃奶方式容易造成喂养不足，体重增长缓慢。妈妈可以在哺乳的同时，增加乳房按摩挤压，促进乳汁流出，刺激宝宝吸吮；也可以在宝宝没吸几口入睡时，抱起来拍嗝，帮助宝宝醒来再吸奶，保证婴儿入睡前积极、有效吸吮 10—15 分钟。

4. 边吃边看者

这类宝宝吃奶时易分心，周围的一切事物都能引起他 / 她的注意力。对待这样的宝宝，需要营造一个相对隐蔽安静的环境，减少干扰。

5. 享受者

宝宝非常享受和妈妈在一起的时光，在尽情吸吮美味的乳汁的同时，还会和妈妈互动，专注地看着妈妈，拨弄妈妈的乳头、头发，对着妈妈微笑，发出"咿咿呀呀"声。

从以上的总结可以看到，每个宝宝有不同的吃奶特征，而同一个宝宝在成长的不同阶段又会表现出不同特点，每个宝宝和妈妈都是一对独一无二的结合体，需要独特的喂养计划及养育模式，以便适应妈妈及家庭情况。

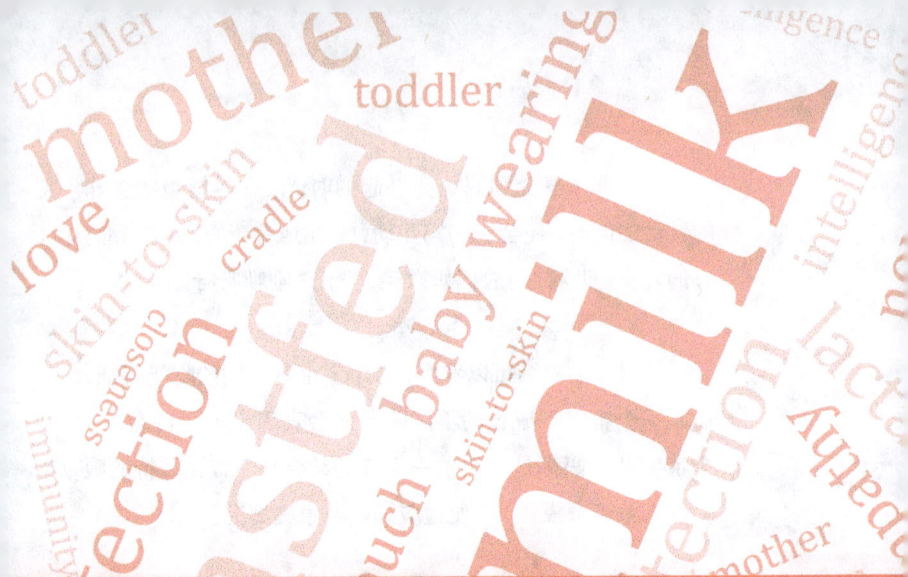

宝宝何时才能建立规律作息

- 新生儿通常没有可预见的睡眠模式

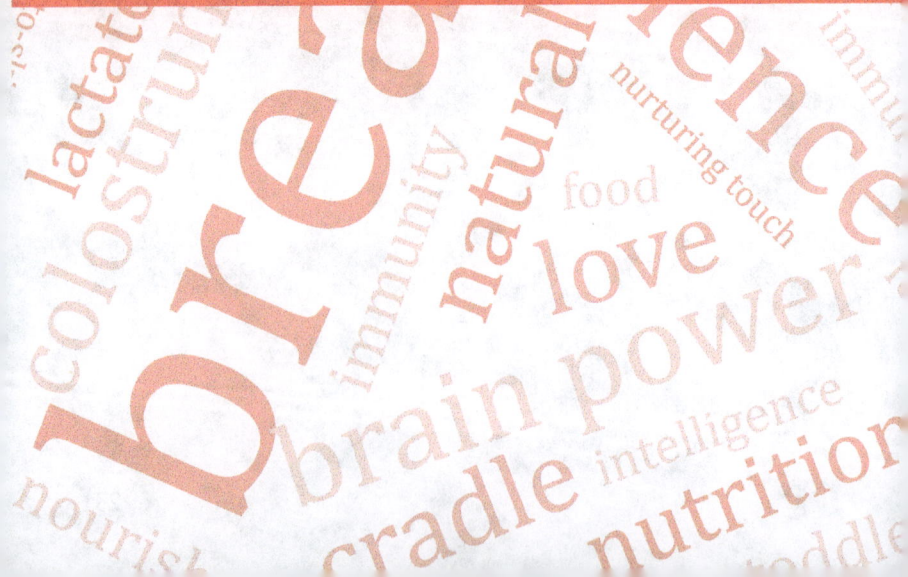

众多新父母常常会说，宝宝几乎不睡觉，他们已经陪着宝宝度过了无数个不眠之夜。宝宝到底需要睡多久？什么时候才能跟成人同步作息？

综合各项研究发现，宝宝需要的睡眠时间会根据他／她的年龄和个性特征发生变化。

一、宝宝睡眠时间的平均值

1. 未出生宝宝

平均每天 23—24 小时。

2. 出生 1—4 周

每天 15—16 小时，新生儿没有关于"白天—黑夜"的睡眠周期，也没有任何其他模式。

3. 1—4 个月

每天 14—15 小时。一般情况下，6 周大的婴儿开始会随着白天、黑夜混乱模式的终止，开始发展定期睡眠模式。

4. 4—12 个月

每天 14—15 小时。能达到 15 个小时是比较理想的，大多数婴儿在 11 个月大时的睡眠只有 12 小时左右。

5. 1—3 岁

每天 12—14 小时。

当然，这些数据都只是平均值，并不是所有的宝宝都需要相同时间的睡眠。因为每个人的生理特性不同，婴儿的大脑和神经系统需要休息的时间也是不同的。宝宝为了学习新的技能，认识这个美妙的大千世界，需要花费大量的能量和脑力活动，所以他／她需要充足的睡眠来帮助自己学习并发现新生事物。

二、婴儿的睡眠模式——到底怎样才正常

首先要指出的是，我们不应该使用"模式"这个词！通常婴儿是没有可预见的睡眠模式。事实上，婴儿的整个睡眠—清醒周期几乎是完全混乱的。一些研究告诉我们，婴儿这样的睡眠都是正常的：

（1）婴儿的每次睡眠少至 30 分钟，多至 4 小时，都是有可能的，没有规律可寻。

（2）婴儿的睡眠以浅睡眠为主，深睡眠时间很短。

（3）经过 4 周，婴儿每天的平均睡眠时间为 14 小时，但是有的婴儿只有 9 小时，有的却多达 19 小时。

上述结果表明，你的宝宝在 24 小时内，有 5 个小时或 15 个小时的清醒时间可能都是正常的。一天中，宝宝可能会有几次是打个瞌睡，有几次会有较长的睡眠时间，睡眠中的宝宝会很容易受到干扰，但无论怎样，大部分时间他／她实际是睡着了的。

IBCLC 小贴士

父母都希望宝宝能有一个规律的作息，同时这个作息最好还能和自己的习惯保持一致。但是，父母要知道，宝宝出生才只有几天或几个月，他／她需要学习、适应、了解的东西有很多。此时一个充满关爱、安全的环境对宝宝是至关重要的，做父母的一定要温柔、耐心地对宝宝的需求作出反应，给宝宝足够的时间，帮助他／她去适应环境，相信他／她一定能建立起自己的生活习惯。同时，因为父母全程参与了这个过程，宝宝建立起来的生活习惯往往是会和整个家庭相适应的。

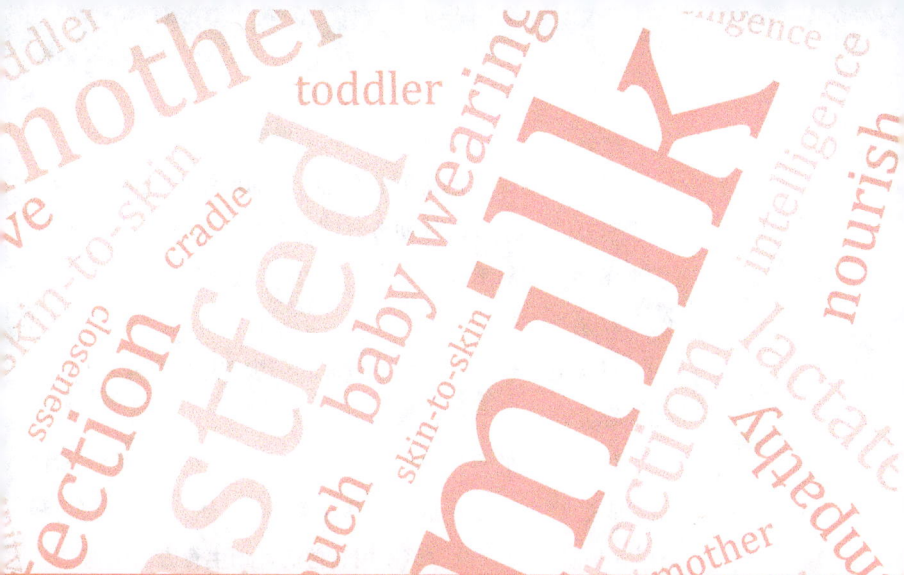

哺乳期避孕

- 产后 6 个月内纯母乳喂养，妈妈有 98% 的机会可以避免怀孕

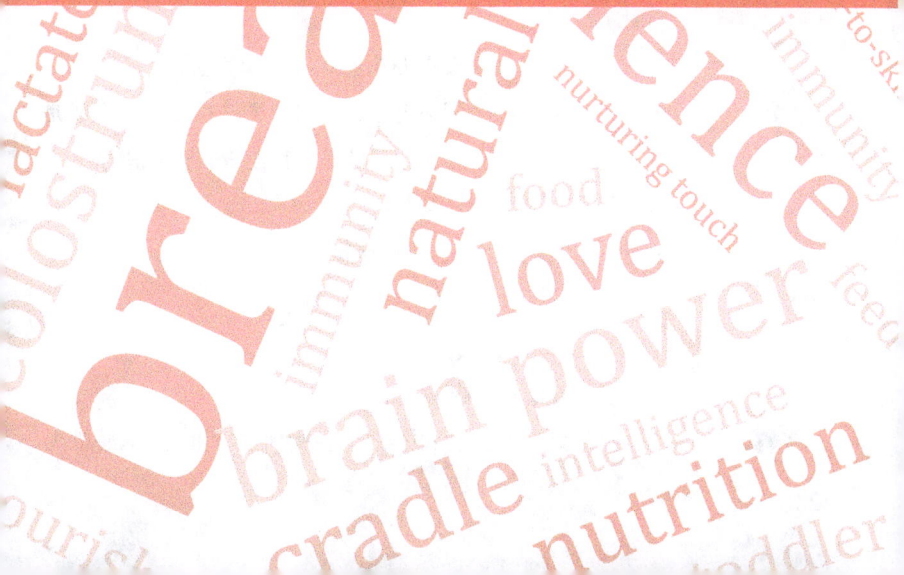

一、哺乳闭经法

母乳喂养可推迟排卵和月经，从而能帮助避孕。哺乳闭经法（LAM）可以帮助母乳喂养的妇女避孕，只要以下三个条件全部都满足，其防止受孕的有效率达 98%。

（1）母亲没有来月经。

（2）母亲是纯母乳喂养，（白天和晚上）没有很长的时间间隔。

（3）婴儿小于 6 个月。

如果母亲的月经已经恢复，或是她的婴儿超过 6 个月大，或是婴儿已经开始进食其他食物，上述三种情况只要有其中一种，母亲就应该使用其他的计划生育方法来避孕。

多数妇女月经比排卵较早恢复，所以月经是妇女再度有生育能力的主要表征。然而，有些妇女会在月经未恢复之前就排卵并受孕，这种情况主要发生在 6 个月以上婴儿的母亲身上。所以，在分娩 6 个月后，母亲不再适用哺乳闭经法避孕。

如果母亲想使用哺乳闭经法来避孕，她必须尽量减少母婴分离；尽量亲喂，不得已才挤出来瓶喂；尽量维持高频率的喂养（白天喂养间隔小于 4 小时，晚上间隔小于 6 小时）。

如果一位母亲没有办法实现哺乳闭经法，或哺乳闭经法对这位母亲已经不适合了，比如母亲已经月经恢复或是婴儿已经大于 6 个月了，可以采用其他方式进行避孕。大多数的计划生育方法与母乳喂养兼容，除了含雌激素的避孕药，因为雌激素会造成乳汁量减少。

二、哺乳期妇女避孕可以选择的方法

（1）产后 6 个月以内，哺乳闭经法。

（2）避孕套（同时还可以保护女性受到性病和艾滋病感染）。

（3）子宫颈隔膜。

（4）杀精剂。

（5）子宫内避孕器。

（6）自然避孕法（计算安全期，但哺乳会改变经期，此法不推荐使用）。

（7）输卵管或输精管结扎。

（8）口服、注射或皮下植入，仅含有黄体激素、不含有雌激素的避孕药。大部分该类药品不影响奶水量，但是，为了避免任何危险性，建议在哺乳期结束后才开始使用。

哺乳期怀孕, 如何将哺乳进行下去

• 继续哺乳, 并不会增加流产的风险

随着二胎政策的开放,二胎家庭可能会常态化,部分妈妈也许会在哺乳期再次怀孕。关于孕期能不能继续哺乳,妈妈们肯定会有诸多疑惑,下面就详细解答这些疑惑。

一、哺乳期怀孕了,哺乳能继续吗

怀孕期哺乳会不会诱发宫缩引起流产或早产?没有证据表明继续哺乳会增加流产和早产的风险,哺乳可以继续。日本的一项研究,比较了 110 个哺乳期怀孕的妇女与 774 个非哺乳期怀孕的妇女,两组之间发生流产的概率无明显统计学差异。因此,继续哺乳并不会增加流产的风险。另外,在这项研究中显示,流产与孕期母乳喂养无关。

哺乳期怀孕了,哺乳仍能继续。

虽然,刺激乳房已经被明确证实,能在孕期和分娩期诱发催产素的分泌,但是其分泌的量很少。从 Medline 的文献检索来看,共 113 篇相关文献,没有一篇表明早产和继续母乳喂养是存在因果关系的。

二、孕期继续哺乳,乳汁的量和质是否会受到影响,大宝宝的生长发育能得到保证吗

再次怀孕后,妈妈的乳汁成分和量都会有一定的改变,除了仍处于纯母乳喂养阶段的宝宝,其他阶段的宝宝生长发育几乎不受影响。众所周知的是,哺乳期怀孕,孕酮的分泌会抑制乳汁的产生,即使宝宝频繁地吸吮,乳汁的分泌也会减少。但是,30% 的妇女表示,当她们再次怀孕时,她们的奶水并没有减少。孕酮同样会影响催产素在乳房上的作用,这可能导致抑制或延迟喷乳反射,这一影响可能在孕晚期消失。

评估怀孕后继续哺乳的妇女产后第 1 个月的乳汁中免疫成分,其成分可能与没有继续哺乳的妇女乳汁有一些差

异，但并不影响继续哺乳。

Prosser 等人（1984）发现，哺乳妈妈在再次怀孕的第 1 和第 2 个月，其乳汁内蛋白质、氯和钠的含量会增多，钾、乳糖、葡萄糖的含量会减少。因此，乳汁尝起来可能会更咸，但这不影响宝宝的生长发育。[11]

如果大宝宝仍处于纯母乳喂养阶段，其母亲再次怀孕会使大宝宝的生长发育受到一定的影响。但是这种情况是极少发生的，因为纯母乳喂养的妈妈，其 0—6 个月内哺乳闭经法（LAM）的避孕有效率高达 98%，因此再次怀孕的可能性非常小。

所以，虽然孕期哺乳，妈妈奶水的质和量都会受到一定的影响，但是仍能满足宝宝的生长发育需求，同阶段配方奶相比，其营养仍明显优于配方奶。

三、孕期继续哺乳，会对腹中宝宝的生长发育产生不良的影响吗

没有证据表明孕期继续哺乳，宝宝的生长发育会产生不良影响。秘鲁的一项研究证明，没有发现哺乳期怀孕，其胎儿发生小于胎龄儿（SGA）与继续哺乳相关，这项研究同时发现，不管是哺乳期怀孕还是非哺乳期怀孕，其胎儿发生 SGA 与摄入较少的动物蛋白相关。

到目前为止，没有证据表示哺乳期怀孕的妈妈，其娩出的婴儿会有不良影响，这些母亲娩出的婴儿都是健康的，并且大小与胎龄是相符合的。

四、孕期和哺乳期相重叠的阶段，怎样合理安排饮食摄入

关于哺乳期和孕期相叠加，其饮食及营养成分摄入的研究极少。相关研究表明，良好的营养是孕期继续哺乳必

不可少的支持。对于哺乳期和孕期重叠的妇女到底需要增加多少热量，目前没有明确的研究数据。

在非怀孕状态下，哺乳妈妈每天约需要比非哺乳妈妈多约 500 千卡（2093 千焦）的热量。而对于一个正常孕妇，孕早期所需热量与孕前一样，孕中期和孕晚期每天所需热量比孕前多 200 千卡（837 千焦）。

五、二宝出生后，如何合理安排两个宝宝的哺乳顺序

大宝除了从母乳中获得热量，还能从辅食等其他食物中获得，因此应该在先满足二宝的哺乳需求时，再哺乳大宝。

如果在哺乳期再次怀孕，妈妈也无须过分担心。据目前所知，没有任何医学证明在一般的育龄妇女中，继续哺乳会增加流产和早产的风险，同时，也不存在显著的胎儿宫内生长受限情况。但是，妈妈需加强自身的营养。孕期继续哺乳，二宝出生后，能更早、更多地吸吮到妈妈的乳汁，妈妈也可以更顺利地投入到哺育二宝的阶段。

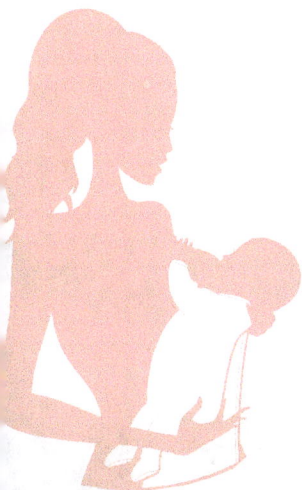

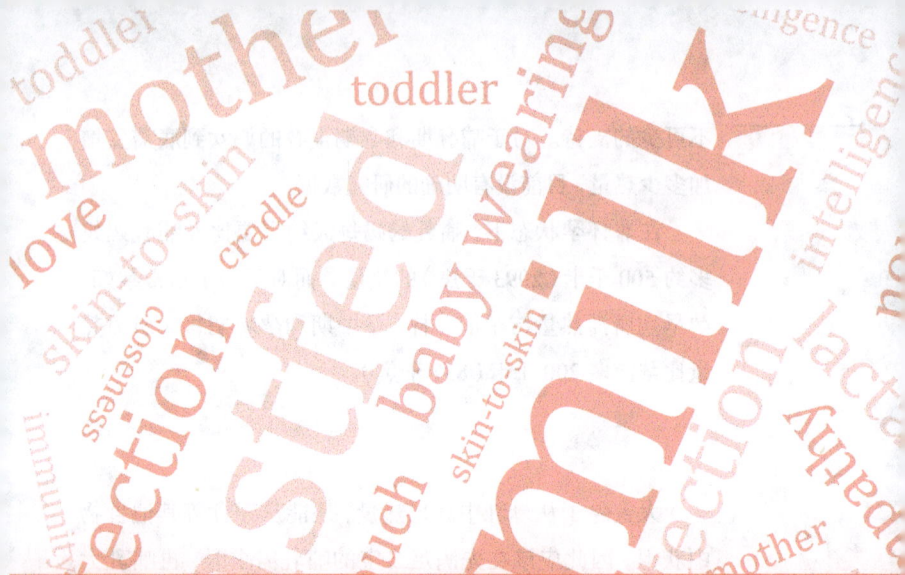

生病妈妈的母乳喂养

· 母乳喂养几乎没有禁忌症

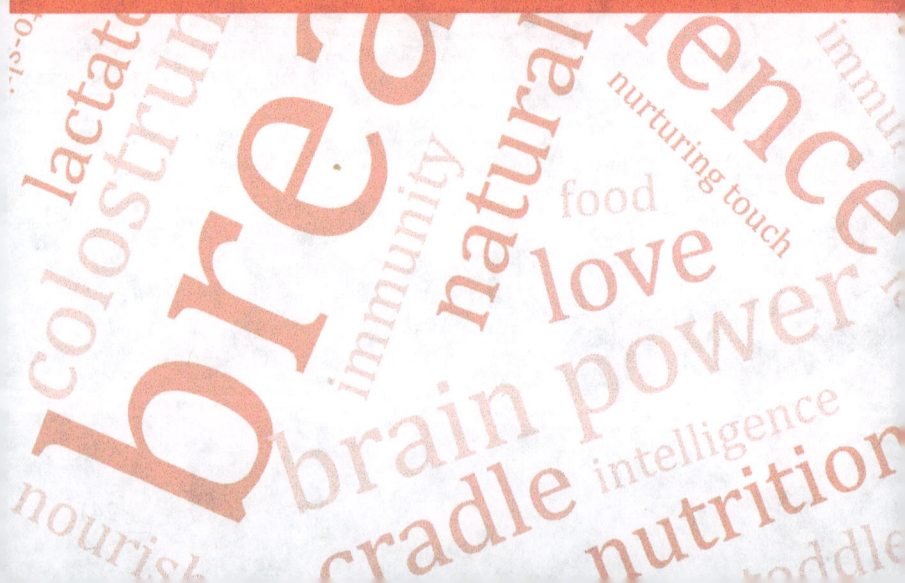

一、肝炎与母乳喂养

肝炎在许多人看来是一个"可怕"的名词，一提到肝炎，很多人的第一反应就是传染。而对于一部分患有肝炎的准妈妈来说更是如此，因为担心肝炎病毒会传染给宝宝，很多准妈妈早早就准备好了配方奶，准备给宝宝人工喂养，认为这才是对宝宝最好的。但是，事实并非如此！

1. 甲肝

甲型肝炎以"粪—口"为主要传播途径，病毒不会通过乳汁传播，母乳喂养可以继续进行。妈妈需要通过勤洗手和保持良好的个人卫生习惯来阻止病毒的传播。如果哺乳妈妈处在急性发病期，因有临床症状而无法亲自哺乳宝宝时，可以将乳汁挤出喂给宝宝，直到症状缓解。

2. 乙肝

哺乳妈妈患有乙型肝炎到底能不能母乳喂养？我国《乙型肝炎病毒母婴传播预防临床指南（第一版）》明确指出，母乳喂养不会增加乙肝病毒母婴传播的风险，应该鼓励母乳喂养。有些人认为，母乳喂养是不可取的，因为乙型肝炎妈妈的乳汁中存在肝炎病毒（病毒的量非常少），而且乳头可能会皲裂和出血，或者宝宝可能会咬伤乳头，造成传染。但是，上述的原因仅仅会增加宝宝暴露在病毒下的机会，却不会增加感染的机会。而且这些都不能作为无法母乳喂养的直接证据，国内外大量的研究数据表明，通过比较不同的喂养方式下宝宝的乙肝病毒感染率，母乳喂养的宝宝和人工喂养的宝宝乙肝病毒的感染率没有明显差异。甚至有研究显示，母乳喂养的宝宝乙肝病毒的感染率要低于人工喂养的宝宝。最新的研究表明，母乳中可能有一种可以杀死乙肝病毒的物质。

在宝宝出生后，尽可能早地给宝宝注射第一针乙肝疫苗和乙肝免疫球蛋白，然后开始进行母乳喂养。没有必要去检测乳汁中的乙肝病毒DNA水平，更加不需要检验新生宝宝的乙肝病毒水平。虽然对患有乙肝的妈妈来说母乳喂养不是禁忌，但是应该很好地照顾和保护好自己的孩子远离妈妈的血液，同时按照计划及时给宝宝接种余下的乙肝疫苗和免疫球蛋白。

3. 丙肝

丙型肝炎的发生通常是不知不觉的，主要通过血液及性传播，很少会经乳汁传播，哺乳妈妈的乳汁中能检测到对抗丙型肝炎病毒的抗体，因此妈妈患有丙型肝炎是可以进行母乳喂养的。同时，也有部分的研究建议，哺乳妈妈在丙型肝炎的活动期，可能需要暂时先停止哺乳。

大部分情况下，患有肝炎的妈妈是可以安全进行母乳喂养的。患有肝炎的妈妈们在给自己的宝宝选择喂奶方式时，需要权衡"配方奶带来的确确实实的弊端"以及"母乳喂养可能存在感染概率"。事实上，"母乳喂养可能存在的感染概率"与人工喂养是没有明显差异的，所以我们不能为了这个"一样的感染概率"，忽略了母乳喂养给宝宝和妈妈带来的其他方方面面的好处。

二、糖尿病与母乳喂养

一位患有糖尿病的妈妈进行母乳喂养，可以降低孩子成年以后患1型或2型糖尿病的风险。怀孕和哺乳会改变妈妈的胰岛素需求量，如果病情没有得到控制，肯定会影响乳汁产量。因此，监控血糖、相应调整药物或胰岛素剂量非常重要。另外，宝宝出生的那几天，血糖水平也要密切监控。

三、梅毒与母乳喂养

妈妈患梅毒可以母乳喂养。母乳喂养原则上不会传染梅毒，因乳汁中没有梅毒螺旋体，只有乳头严重破溃出血时，才有可能传染。梅毒 RPR 试验阴性，母乳喂养无影响。

四、巨细胞病毒感染与母乳喂养

巨细胞病毒感染可以分后天和宫内感染。一旦感染，会一直留在体内，我国大部分人体内都有这种病毒。母乳喂养，不是巨细胞病毒感染的禁忌症。一般来说，足月的、健康的宝宝是可以母乳喂养的。但是，对于早产儿，母乳喂养可以听儿科医生或哺乳顾问的意见。

五、心脏病与母乳喂养

妈妈心功能 I 级、II 级，可以母乳喂养；III 级、IV 级，母乳喂养要慎重。即妈妈轻微的心功能受损，完全不影响母乳喂养；如果妈妈罹患严重的心脏疾病，能否母乳喂养需要经过临床专家的评估。

六、癫痫与母乳喂养

绝大部分患有癫痫的妈妈，经过药物控制，发作频率均会减轻，或者不发作。而许多抗癫痫的药物，临床上也证实了，不影响母乳喂养：服用卡马西平、苯妥英钠和丙戊酸钠的癫痫妈妈被认为可以母乳喂养。但是，癫痫的妈妈要注意自己在癫痫发作时母乳喂养的安全。尽量选择有靠手的椅子；侧卧喂哺时，在宝宝的后背垫上靠垫，防止宝宝坠床。

七、肾脏疾病与母乳喂养

原则上可以母乳喂养。但是某些利尿剂，会使乳汁量减少。肾病中使用的免疫抑制剂，与母乳喂养也是相容的。

八、甲状腺功能异常与母乳喂养

没有任何证据表明，甲状腺功能异常妈妈的用药，会影响母乳喂养。但是，母亲的甲状腺功能异常，会影响到自身的乳汁分泌。但是，如果妈妈服用放射性碘，宝宝需要暂时离乳。

IBCLC 小贴士

患病期间持续母乳喂养的好处

其实，从上文看出，在许多情况下女性可以继续母乳喂养。在患病期间继续母乳喂养，有许多好处，突然停止哺乳，反而会带来很多问题。

1. 母亲的身体会产生对抗感染的抗体，抗体进入乳汁，能保护婴儿预防感染。

2. 突然停止母乳喂养会导致乳房肿胀疼痛，而母亲也可能出现发烧等情况。

3. 如果母乳喂养突然停止，婴儿可能会表现出不适应，如哭闹很厉害等。

4. 母亲康复后，往往会很难恢复母乳喂养，会因为乳汁产量减少，宝宝含乳困难而面临各种母乳喂养的问题。

5. 停止母乳喂养，也有可能将宝宝暴露在人工喂养的风险中。

6. 配方奶相比母乳喂养，需要花费更多的时间在准备、配制及消毒等工作上。

7. 母亲和婴儿不断地亲密接触，妈妈可以更好、更及时地了解自己的宝宝。

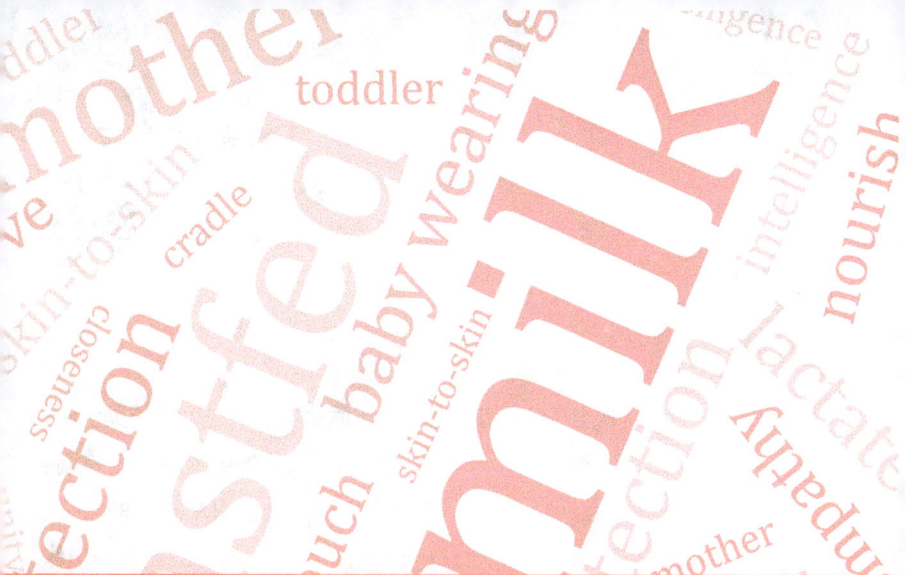

感冒了，能否母乳喂养

- 感冒病毒侵入几天后母体会产生抗体
- 母乳喂养可以将母体产生的抗体传递给宝宝

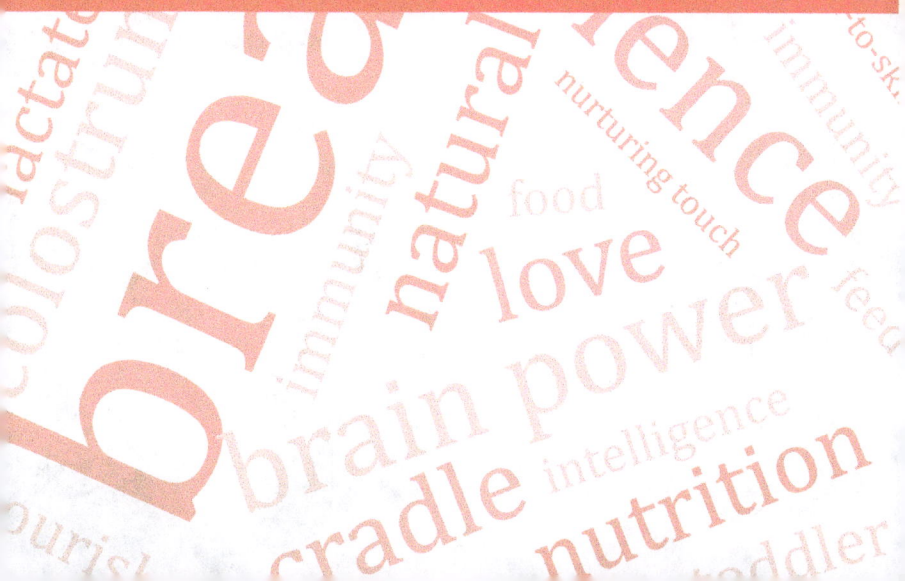

"怎么办！这两天感冒了，还发烧，去医院报到了。医生建议我用药，可母乳喂养怎么办？是喂好，还是不喂好？"

是不是有很多妈妈在自己生病的同时，还要担心宝宝的喂养？

一、感冒的传播途径

其实，引起妈妈感冒的病原体不会通过乳汁传染宝宝。感冒无论是流感还是普通感冒，都是呼吸道的急性疾病，是由病毒所引起的，具有传染性。这些引起感冒的病毒，存在于病人的鼻涕、口涎、痰液中，并随咳嗽、喷嚏排出体外，一般通过空气飞沫传播。

二、感冒了也能母乳喂养（图33）

感冒病毒侵入人体，几天后人体会产生抗体，抗体存在于血液和鼻分泌物中。母亲哺乳，还可以把体内的抗体传递给宝宝，帮助宝宝抵抗感冒病毒。绝大部分治疗抗感冒的药物和抗生素，是不影响母乳喂养的。

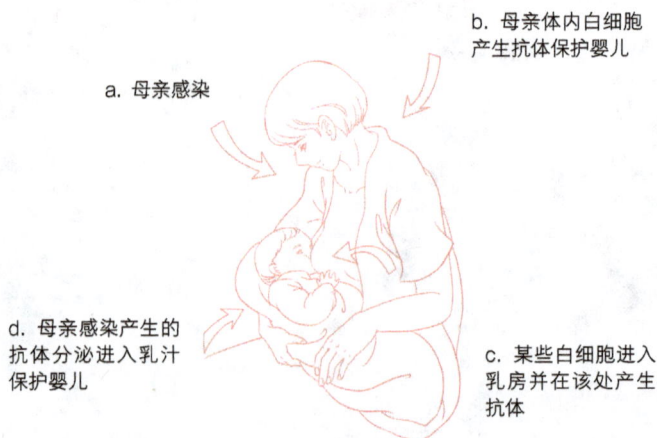

b. 母亲体内白细胞产生抗体保护婴儿

a. 母亲感染

d. 母亲感染产生的抗体分泌进入乳汁保护婴儿

c. 某些白细胞进入乳房并在该处产生抗体

图33 妈妈感冒期的母乳喂养

248

所以，妈妈感冒了，没有必要停止母乳喂养，因为感冒病毒是通过飞沫传播的，而不是乳汁；相反的，乳汁可以将抗病毒的抗体传递给宝宝，帮助宝宝抵抗感冒病毒。

绝大部分感冒药、退热药妈妈服用后是可以母乳喂养的，如百服宁、泰诺等。大部分的抗生素，如青霉素类和头孢菌素类等，都是可以母乳喂养的。只有少部分的抗生素类药物，可能会影响母乳喂养，在这些时候，妈妈需要专业的医务人员给予药物方面的专业建议。

哺乳期用药指导

- 不滥用药物，尊重科学、合理用药

一、目前临床上对哺乳期用药研究的现状

母乳喂养在免疫和营养方面的价值已无可置疑。几乎每个月都会有新发表的资料，显示母乳对新生儿来说是最佳的营养来源，又是抵御感染的外源性免疫球蛋白的唯一来源。但是，最新的研究却表明，72%的美国妇女选择母乳喂养，其中有相当多的母亲因为服用药物而终止母乳喂养。许多国家的调查显示，90%—99%的哺乳妇女在产后第1周将接受一种药物治疗。因为在新生儿早期有相当多的母亲摄入药物，所以关于哺乳期各种药物的应用成为儿科学所面临的最常见的问题之一就不足为奇了。

遗憾的是，大多数卫生保健专家仅仅参考药物包装中的说明书，或者在没有全面研究文献资料以找出正确答案之前，就建议母亲停止母乳喂养。实际上，终止母乳喂养常常是错误的决定，大多数母亲可以在服药期间继续哺乳，对婴儿并无危害。

在过去20年，现代医学已经对进入人乳的药物动力学有了深入的了解。大部分促进转运的物理化学性已经明确，如分子量、Pka和脂溶性。但药物最终转运至母乳的程度，必须在人体测定。所有药物均可不同程度地转运至人乳之中的观点已被普遍接受。幸运的是，转运的量相当少，大多数药物平均不到母亲摄入量的1%，仅有少数药物转运至母乳的量达到了婴儿的致病剂量。

但是，几乎没有制药商支持关于哺乳母亲使用其所生产的药物的研究，因此任何药品说明书中都没有关于哺乳母亲使用药物的准确信息。实际上，为了避免责任，所有说明书都不建议哺乳妇女使用其药物，也没有明确说明母乳中有多少药物存在。

二、关于哺乳和药物的要点

（1）如果可能，哺乳期尽量避免使用药物。中药、大剂量维生素及特殊的补品等非必须用药也要避免使用。

（2）评估婴儿用药风险，对于早产儿和新生儿应更谨慎一些，较大婴儿的顾虑可少一些。

（3）在最初 3—4 天，因为乳汁量有限，所用药物并不会影响婴儿。

（4）大多数药物对哺乳妇女是安全的。与使用药物相比，不给婴儿哺乳，或用替代乳品对婴儿的危险更大。

（5）应选用半衰期短、蛋白结合率高、口服生物利用率低或分子量高的药物。

（6）早产儿或情况不稳定的婴儿，需要特别评估，他们可能并不适合某些药物。但有一点值得重视，产后早期，因乳汁量较少（每天 30—60 毫升），药物转运的剂量相应也少，因此早产儿从乳汁获取的药量较有限。

（7）使用放射活性化合物需要停止母乳喂养数小时或数天。

（8）建议患抑郁症的哺乳妇女根据医嘱服用抗抑郁药，不对母亲进行药物治疗的风险对婴儿来说会更大。

（9）有些可改变乳汁分泌的药物：应避免使用这类药物，如雌激素、溴隐亭、维生素 B_6 等。

三、哺乳期用药分类

妈妈如果查阅一些药物说明或相关文献，可能会看到比如"L1、L2"的代号，这表达了什么意思？

1. L1——表示最安全

这说明许多哺乳母亲服药后，没有观察到对婴儿的不良反应增加。在哺乳妇女的对照研究中，没有证实对婴儿有危险，可能对喂哺婴儿的危害甚微，或者该药物婴儿无法口服吸收利用。

2. L2——表示较安全

说明该药在有限数量的、对哺乳母亲用药研究中，没有证据显示不良反应增加，和（或）哺乳母亲使用该种药物有危险性的证据很少。

3. L3——表示中等安全

说明该药没有在哺乳妇女中进行对照研究，喂哺婴儿出现不良反应的危害性可能存在；或者对照研究仅显示，有很轻微的非致命性的不良反应。本类药物只有在权衡对胎儿的利大于弊后方可应用。没有发表相关数据的新药自动划分至该等级，不管其安全与否。

4. L4——表示可能危险

说明该药有对喂哺婴儿或母乳制品的危害性的明确证据。但哺乳母亲用药后的益处大于对婴儿的危害，例如母亲处在危及生命或严重疾病的情况下，而其他较安全的药物不能使用或无效。

5. L5——表示禁忌

说明该药对哺乳母亲的研究已证实，对婴儿有明显的危害，或者该药物对婴儿产生明显危害的风险较高。在哺乳妇女应用这类药物显然是无益的。本类药物禁用于哺乳期妇女。

一般来说L1—L3级的药物都是比较安全的（表8），使用时不需要停止哺乳；尽量选择L1和L2的药物；注意L2和L3药物的用药注意及警告；尽量使用半衰期短的药物。

表8 几种临床上常见的，一般认为在哺乳期比较安全的用药[12]

类别	种类/药名	生物活性				母乳喂养安全等级	药名/商品名
		$t_{1/2}$	t_{max}	PB (%)	Oral (%)		
抗生素类	青霉素类	1.7	1.5	18	89	L1	阿莫西林
		1.3	1—2	8—20	50	L1	氨苄西林/舒巴坦
	头孢类	0.7	0.5	85—99	差	L1	头孢西丁
		0.7—2	1	8—17	100	L1	头孢拉定
		7.3	1	95	差	L2	头孢曲松
	氨基糖苷类	2.3	0.75—2	4	差	L2	阿米卡星/丁胺卡那霉素
	抗真菌类	3.5—5	3 口服		差	L1	克霉唑
		30	1—2	15	>90	L2	氟康唑
	抗厌氧菌类	8.5	2—4	10	100	L2	甲硝唑
		11—14.7	2	12	100	L2	替硝唑
	克林霉素	2.9	1	94	90	L2	
	万古霉素	5.6		10—39	极少	L1	
	林可霉素	4.4—6.4	2—4	72	<30	L2	洁霉素
内分泌类	胰岛素				0	L1	
解热镇痛类	对乙酰氨基酚	2	0.5—2	25	>85	L1	扑热息痛/泰诺林、必理通
呼吸系统	沙丁胺醇	2.8	0.1—0.5		100	L1	舒喘灵、万托林
	特布他林	14	0.1—0.5	20	33—50	L2	博利康尼

类别	种类/药名	生物活性				母乳喂养安全等级	药名/商品名
		$t_{1/2}$	t_{max}	PB（%）	Oral（%）		
降压类	卡托普利	2.2	1	30	60—75	L2	开博通
	拉贝洛尔	6—8	1—2	50	30—40	L2	柳氨苄心定
	硫酸镁	<3	即刻	0	4—30	L1	硫酸镁
	尼卡地平	6—10	0.5—2	>95	35	L2	卡地尼
	硝苯地平	1.8—7	0.75—4	92—98	50	L2	心痛定
	氯雷他定	8.4—28	1.5	97	100	L1	开瑞坦
止吐与促胃动力	多潘立酮	7—14	0.5	93	13—17	L1	吗丁啉
	甲氧氯普胺	5—6	1—2	30	30—100	L2	灭吐灵、胃复安
	芬太尼	2—4	7—8	80—86	25—75	L2	
止痛药	盐酸曲马多	7	2	20	60	L3	
	布洛芬	1.8—2.5	1—2	99	80	L1	芬必得
	肝素	1—2	0.3		0	L1	
	硫铝糖				<5	L2	

注：

$t_{1/2}$：成人最常用药的半衰期，使用该参数能决定母亲在看护婴儿期能否顺利哺乳并服用药物。如果半衰期足够短，则在下次哺乳时，母亲乳汁内药物的浓度水平已下降，这是最理想的。

t_{max}：峰值时间，指母亲服药后达到的最高水平，应尽可能避免在药物达到峰值时哺乳。

PB：蛋白结合率。如果一种药物蛋白结合率高，则不容易进入乳汁。

Oral：口服生物利用度，药物口服后进入人体循环的能力，通常能较好地反映患者吸收入血的药量。

Q1: 孕期是否需要做乳房、乳头按摩

Q: 孕期需要做乳房、乳头按摩吗?

A: 孕期乳房随着激素水平增高会出现胀痛,这是怀孕的正常反应,因此不建议过度的乳房按摩,选择合适尺寸、宽松肩带的棉质内衣对乳房的支持更重要。无须进行乳头按摩,对于先天乳头凹陷的女性,在孕期乳头有可能会随着乳房发育而凸出。即使不能凸出,对于后续母乳喂养的影响也可以通过调整含接姿势,或者使用一些辅助工具达到亲喂。用手去拉乳头并不能纠正真性乳头凹陷,有时候反而会由于过度刺激乳头引发宫缩早产。

Q2: 为什么奶量突然变少了

Q: 我的乳量本来很充足的,为什么突然间就变少了?

A: 乳量不足有很多原因,具体如下:

(1)妈妈服用避孕药,使用宫内节育器、复方阴道避孕环。

(2)妈妈怀孕了。

(3)妈妈服用某些药物。

(4)妈妈生病了。

(5)妈妈可能因为情绪上"惊吓"而突然没有奶水。

(6)每次喂奶都是同一边乳房。

(7)经常使用奶瓶。

(8)妈妈尝试当"超人妈妈"。

(9)宝宝缺铁(一般是6个月后)。

妈妈们在察觉自己的奶量变少后可以仔细对照,是不是因为这些原因引起的,如果确认了引起乳量减少的原因,再根据具体的原因找出解决的办法。

Q3：我的奶量真的不够吗

Q：我给宝宝喂奶，有时候喂完他/她比较闹、不肯睡觉；有时候睡着了，过5分钟就醒了，又要吃了。书上不是说宝宝吃完就睡，醒了再吃吗？为什么我的宝宝不是这样，是不是我的奶量不足？

A：关于这种情况，妈妈们需要知道：

（1）饥饿不是宝宝哭闹的唯一原因。妈妈和其他家长通常把宝宝哭闹的原因归结于没有喝到足够的奶，其实宝宝哭不只是因为没有吃饱，宝宝热了、尿布湿了、缺乏安全感等都可能会哭闹。

（2）让宝宝吃到后奶。有些妈妈喂奶的时间比较短，宝宝没有喝到足够的后奶，所以很快会醒。

（3）宝宝不只是饥饿的时候会吸奶。吸奶对宝宝来说不仅仅是填饱肚子的途径，更是对妈妈感情的一种需求，所以有些宝宝会通过吸吮妈妈的乳头来表达情感的需求。

（4）宝宝有不同的睡眠形态，妈妈要善于安抚。关于睡眠，很多妈妈严格按照书上写的睡眠时间去要求自己的宝宝，其实每个宝宝的个体差异很大。与大人不同的是，宝宝自己很难入睡，需要父母细心地观察宝宝的睡眠信号，抓住最佳的哄睡时机，及时地安抚他/她，帮助入睡。

（5）随意添加配方奶势必会造成乳量的减少。妈妈们都知道配方奶对宝宝的危害，但是可能不知道添加配方奶对自己奶量的影响。宝宝需求的总量是恒定的，如果用配方奶填补了宝宝对妈妈乳汁的需求量，配方奶会越加越多，乳汁会越来越少。这点正是很多"乳量不足"妈妈的切身体会。

Q4：喝猪脚汤能催奶吗

Q：听说喝猪

A：喝猪脚汤能催奶的说法在我国流传已久，虽然没有太多的文献支持这个说法，也没有对照试验证实猪脚汤确有催奶的效果，但是不能否认猪脚汤可能是有催奶效果的。可能是汤里的水分增加了母亲的体液，从而起到增加奶量的效果。

但并不建议喝太多的猪脚汤来催奶，特别是有些妈妈在乳房刺激明显不够的情况下，试图通过饮食来增加奶量，更是不可取。猪脚汤通常比较油腻，汤里脂肪含量较多，妈妈饮食中的脂肪与乳汁中的脂肪是有一定的相关性的，脂肪过多易引起乳头"小白点"、乳腺堵塞等问题，所以我们不建议喝太多的猪脚汤，如果确实要喝，建议去掉上层的油脂后少量食用。

Q5：什么时候可以开始添加辅食

Q：我的宝宝是纯母乳喂养的，什么时候可以开始给他/她添加辅食？有人说4个月，有人说6个月，我有些困惑了。

A：世界卫生组织和联合国儿童基金会（WHO & UNICEF）一致推荐，纯母乳喂养至少6个月，然后在开始添加辅食的基础上，持续哺乳到至少宝宝2岁。我们不推荐过早地给宝宝添加辅食，理由是：

（1）6个月内的母乳能够完全满足宝宝的生长发育需求。

（2）宝宝娇嫩的胃还没有完全发育好，不适宜接受过硬的食物。

（3）过早添加辅食会增加宝宝过敏的风险。

目前，越来越多的儿科专家提出，辅食添加不仅仅是一个时间点，同时要看宝宝的表现，比如：

• 宝宝对大人吃东西表现出兴趣。

• 宝宝的推舌反射逐渐消失。

• 宝宝可以独立坐着。

• 宝宝开始口水变多。

出现以上表现（并非全部），可能预示着需要给宝宝添加辅食了。

Q6: 该如何看世界卫生组织发布的儿童生长发育曲线图

Q: 如何看世界卫生组织（WHO）发布的"儿童生长发育曲线图"来判断我的宝宝长得好不好？

A: "儿童生长发育曲线图"是世界卫生组织（WHO）发布的儿童生长发育标准（2005版），尽管儿童之间存在个体差异，但在区域及全球大规模人群之间平均生长显著相似。新的标准以母乳喂养的儿童为基础，作为生长发育的规范。包括男、女婴的体重、身长、头围曲线图，详见附录二"世界卫生组织（WHO）儿童生长发育曲线图"。

男、女婴体重发育曲线图中，最下面的一条曲线为3%，如果低于这一水平，可能存在生长发育迟缓；最上面的一条曲线为97%，如高于这一水平，可能存在生长发育过速。因宝宝之间存在个体差异，体重指数在3%—97%之间属于正常范围。妈妈们千万不要将体重指数低于50%当成喂养不足的评价标准。如果某个月宝宝的体重突然低于3%或高于97%，妈妈也无须过分担忧，应该看宝宝几个月的连续发育情况，而不能只看1个月的发育指标。

Q7: 哺乳期要戴胸罩吗

Q: 哺乳期要戴胸罩吗？

A: 哺乳期由于乳房体积迅速增大，受重力影响，会导致乳房下坠带来的疼痛感和肩膀不适，所以我们还是建议佩戴合适尺寸的胸罩来提供支持。但不能肩带过细，或者是下部钢圈过紧，这样会压迫淋巴回流，加重乳房水肿带来的不适。胸罩内衬必须柔软而无异物，避免刺激和损伤乳头。

Q8：母乳喂养持续时间太长会导致乳房下垂吗

Q：母乳喂养持续时间太长会导致乳房下垂吗？

A：母乳喂养时间的长短与乳房下垂其实是没有太大关系的，下垂是由于乳房的支持韧带（cooper 韧带）松弛弹性变差导致的。而过度涨奶使得乳房重量加重，增加了韧带的负担，长此以往就像橡皮筋过度拉伸后会断裂一样，韧带也会出现不可逆的断裂，乳房的支持结构少了自然就会出现下垂。因此，每天至少喂奶 8—12 次，按宝宝需求而不是按时喂奶，让乳房不要过度涨奶才是预防乳房下垂的积极方法。

Q9：哺乳妈妈进行锻炼有哪些要点

适当的运动对母乳喂养妈妈是有好处的。对于大多数产后妇女来说，怀孕导致的生理解剖改变在产后 6 周左右能恢复至孕前水平。妈妈们可以基于自身的情况及个人意愿，逐步开始恢复孕前就在进行的常规锻炼计划。

适度的锻炼和健康饮食，对于产后体重恢复是有帮助的。这可以改善或预防未来因肥胖导致的一些疾病风险，如糖尿病、高血压等。适度的锻炼还能让人精神愉悦、精力充沛、缓解压力，它能有效降低产后抑郁症的发生。

Q：我正在母乳喂养，多久才能恢复我的锻炼计划？

A：一旦你感觉自己准备好了，就能恢复之前的锻炼计划了。

Q：锻炼真的会让我的乳汁变酸吗？

A：一些聪明的妈妈选择在哺乳开始前不久做些适度的锻炼，因为能让乳房上下晃动起来，可以起到刺激乳房泌乳的作用。当然，运动时最好戴上能妥帖支撑乳房的胸罩。还有最重要的一点，不要做大运动量的锻炼，也不要让自己感到筋疲力尽，否则可能会导致体内乳酸水平增高，宝宝可能会因为乳汁有点"酸"而拒绝母乳的。

Q：哺乳期可以减肥吗？

A：首先，自孕期开始逐步增加的体重，其实有一部分就是为了哺乳期做储备的，妈妈产乳所需的能量有1/3是动用这个储备的，这能让你比不哺乳妈妈更快恢复体形。有研究证明，母乳喂养是有助于妈妈恢复体重的，尤其是在宝宝纯母乳喂养期间。第二，妈妈采用一些安全的减肥计划也是可以的，比如食用含纤维素高的食物，如水果、蔬菜等，控制脂肪的摄入，少吃油炸食品等等。第三，适当的运动对于恢复体重是有效的。

Q10：服用甲状腺激素替代药物可以母乳喂养吗

Q：我因桥本甲状腺炎需要长期服用药物

A：许多妈妈担忧在母乳喂养的同时，是否可以继续服用甲状腺激素替代药物，如左甲状腺素钠（又名优甲乐，甲四碘安，T4）。因为许多妈妈被告知，当母乳喂养时是不能服用任何药物。于是妈妈们有的减少或停止使用药物，来进行母乳喂养；有的中断母乳喂养，来进行药物治疗。

甲状腺激素的药物替代治疗非常重要，妈妈们应该根据医嘱剂量继续服药，而不能随意地停止或减少服药剂量，因为这样不仅不能治疗疾病，还将产生各种因甲状腺功能降低引起的副作用。

到目前为止，尽管妊娠妇女广泛使用左甲状腺素钠，却没有任何报道表明，本药会对胎儿产生危害。哺乳期通过乳汁的药物极其微量，对婴儿没有不良反应。甚至在高剂量的左甲状腺素钠治疗的情况下，哺乳时分泌到乳汁中的甲状腺素的量，都不足以导致婴儿发生甲亢或促甲状腺激素（TSH）分泌被抑制。

母亲补充左甲状腺素钠的目的是，使其与正常哺乳妈妈一样处于正常的甲状腺功能状态。而甲状腺激素是维持正常泌乳和保持足够奶水供应的必要条件。

Q11：月经来了还能母乳喂养吗

A：很多妈妈都认为，哺乳期不会来月经，其实并非如此。一般来说，一个妈妈如果产后不哺乳，在产后 6 至 10 周就会恢复月经。哺乳会使月经推迟，但也有很多妈妈会在哺乳期来月经。月经来了，就意味着奶水"脏了"、"没有"营养了，宝宝就必须断奶了吗？

其实说"月经来了，奶水就脏了，没有营养了"，完全是一种民间误传。

母亲月经来的时候并不影响母乳的营养，也不会产生不利于婴儿健康的物质，可以继续母乳喂养。母亲来不来月经和母乳喂养完全没有关系。

　　只是月经来了，就意味着妈妈的排卵即将恢复。哺乳闭经法从这个时候起，可能就不适用了。如果一个妈妈在近期没有生育的要求，则需要采用其他方式进行避孕。

Q12：如何给宝宝称重

Q：如何给宝宝称体重?

A：父母通常会比较关注宝宝的体重，但是家庭称重如果太随意，往往误差会比较大，反而会引起不必要的担心和焦虑。这里介绍几点注意事项：

（1）每次采用同样的测量工具称重。

　　秤不需要很精密，只要能精确到"克"就行。

（2）称重时间选择。

　　在哺乳后或者排便后称重，一般情况下1周测一次体重就行了。

（3）每次称重穿同样的衣服，或者称裸重。

（4）称重时注意保暖和安全。

　　若使用挂秤称重，最好能在床上操作，包裹宝宝的薄毯必须牢固，秤也不要抬得太高；若将婴儿置于电子秤上直接称重，必须确保电子秤及托盘放置平稳，称重者的双手置于宝宝身体上方随时保护宝宝，避免跌落。

（5）频繁或定期给宝宝称重，其实并没有太大必要。

　　想要了解宝宝好不好，观察他／她的尿布，了解他／她的排便量，看看宝宝的气色和情绪，是最直接有效的。

附录一 母乳喂养记录表

姓名：　　　出生时间：　　　月　　日　　时

第1天 日期：

	1	2	3	4	5	6	7	8	9	10	11	12	至少需要
喂养次数													8~12次母乳喂养 /24小时
喂奶时间													
喂养持续													15分钟 /次
排尿													1片湿尿片 /24小时
排便													1次黑绿色大便 /24小时

第2天 日期：

	1	2	3	4	5	6	7	8	9	10	11	12	至少需要
喂养次数													8~12次母乳喂养 /24小时
喂奶时间													
喂养持续													15分钟 /次
排尿													2片湿尿片 /24小时
排便													2次绿色大便 /24小时

第3天 日期：

	1	2	3	4	5	6	7	8	9	10	11	12	至少需要
喂养次数													8~12次母乳喂养 /24小时
喂奶时间													
喂养持续													15分钟 /次
排尿													3片湿尿片 /24小时
排便													3次黄绿色大便 /24小时

姓名: 　　出生时间: 　月　　日　　时

日期:

第 4 天

	1	2	3	4	5	6	7	8	9	10	11	12	至少需要
喂养次数													8—12 次母乳喂养 /24 小时
喂奶时间													15 分钟 / 次
喂养持续													
排尿													4 片湿尿片 /24 小时
排便													3 次黄绿色大便 /24 小时

日期:

第 5 天

	1	2	3	4	5	6	7	8	9	10	11	12	至少需要
喂养次数													8—12 次母乳喂养 /24 小时
喂奶时间													15 分钟 / 次
喂养持续													
排尿													5 片湿尿片 /24 小时
排便													3 次黄色大便 /24 小时

日期:

第 6 天

	1	2	3	4	5	6	7	8	9	10	11	12	至少需要
喂养次数													8—12 次母乳喂养 /24 小时
喂奶时间													15 分钟 / 次
喂养持续													
排尿													5 片湿尿片 /24 小时
排便													3 次黄色大便 /24 小时

姓名：　　　　出生时间：　　　月　　　日　　　时

第 7 天　　日期：

	1	2	3	4	5	6	7	8	9	10	11	12	至少需要
喂养次数													8—12 次母乳喂养 /24 小时
喂奶时间													
喂养持续													15 分钟 / 次
排尿													5 片湿尿片 /24 小时
排便													3 次黄色大便 /24 小时

第 8 天　　日期：

	1	2	3	4	5	6	7	8	9	10	11	12	至少需要
喂养次数													8—12 次母乳喂养 /24 小时
喂奶时间													
喂养持续													15 分钟 / 次
排尿													5 片湿尿片 /24 小时
排便													3 次黄色大便 /24 小时

第 9 天　　日期：

	1	2	3	4	5	6	7	8	9	10	11	12	至少需要
喂养次数													8—12 次母乳喂养 /24 小时
喂奶时间													
喂养持续													15 分钟 / 次
排尿													5 片湿尿片 /24 小时
排便													3 次黄色大便 /24 小时

附录二 世界卫生组织（WHO）儿童生长发育曲线图（0—2岁）

1. 男婴体重发育曲线图（0—2岁）

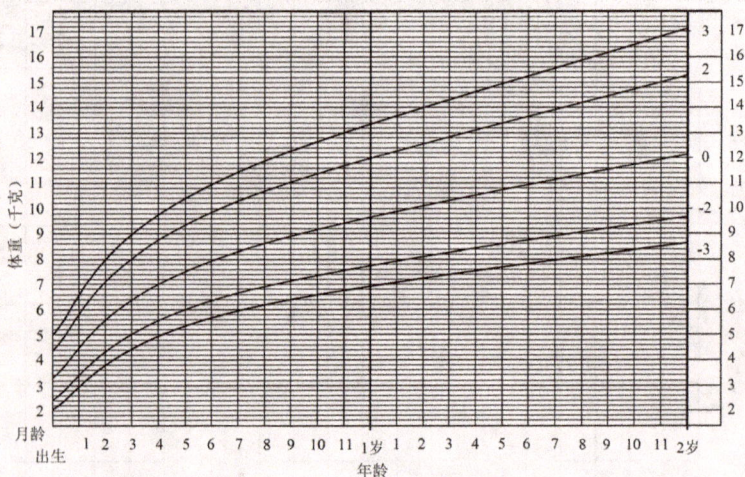

2. 女婴体重发育曲线图（0—2岁）

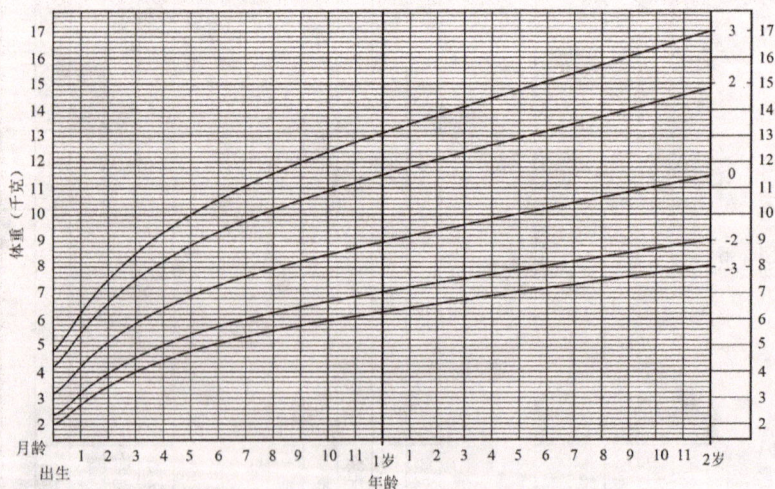

图中数据来源于世界卫生组织（WHO）官方网站

3. 男婴身长发育曲线图（0—2岁）

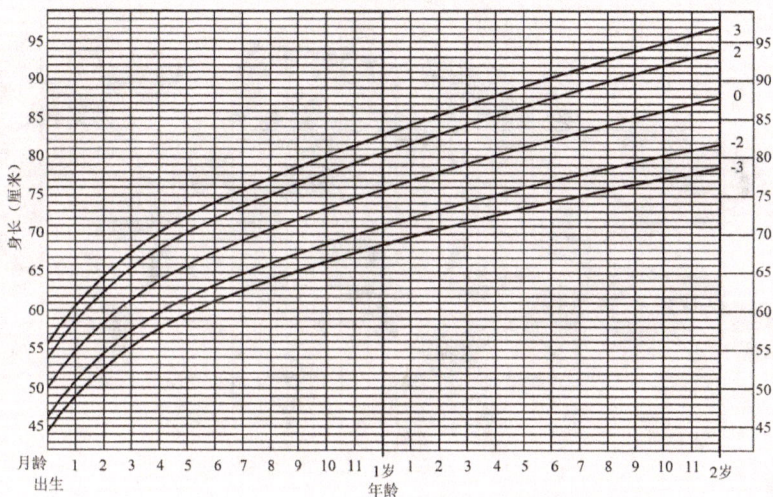

4. 女婴身长发育曲线图（0—2岁）

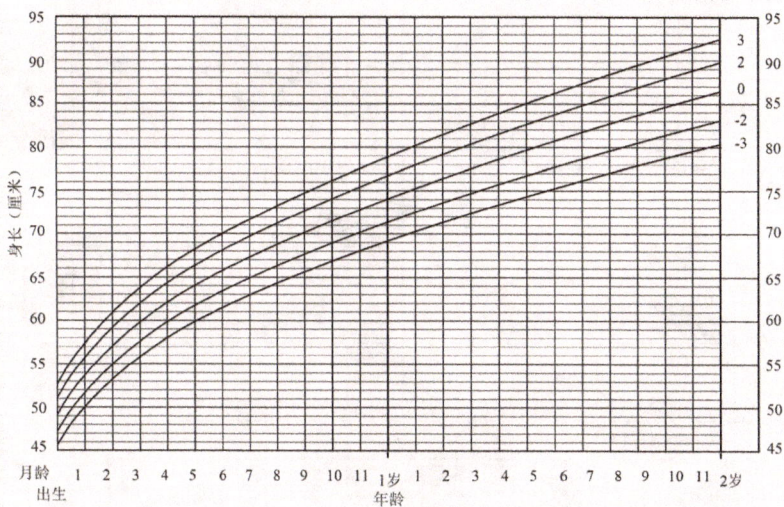

图中数据来源于世界卫生组织（WHO）官方网站

5. 男婴头围发育曲线图（0—2岁）

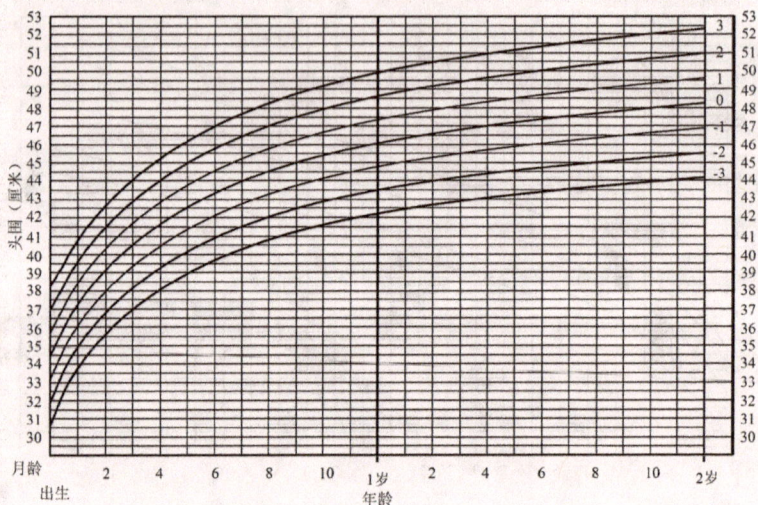

6. 女婴头围发育曲线图（0—2岁）

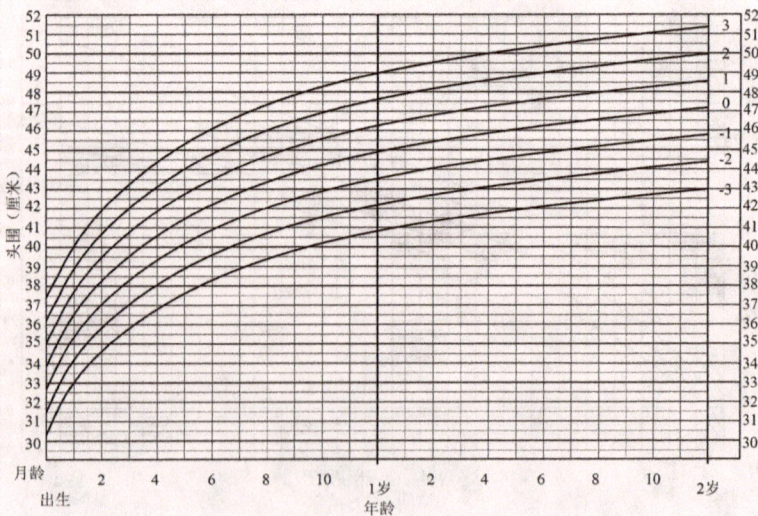

图中数据来源于世界卫生组织（WHO）官方网站

后记：笔者的哺乳故事

我已经是一个 16 岁男孩的母亲了，每每回忆起我的母乳喂养经历，看看身边逐渐成长的"小暖男"，就会觉得甜蜜而自豪。母乳喂养，让我笑过、哭过、痛过、快乐过，同时也留有遗憾。然而，经过岁月的洗刷，回想当年初为父母时，所有的这些体验都让我们感到既美好又珍贵。在母乳哺育孩子长大的过程中，我们自己也在成长，我们学会了理解和关心，明白了什么是责任和担当，哺育孩子的过程也使我们整个家庭走向成熟、和谐。

我是自然分娩的，当时老公和妈妈都在身边支持着我，当儿子娩出的那一刻，我被说不出的幸福及满足感包裹着。分娩就好比发令枪，开启了我的母乳喂养自然之旅。相比很多妈妈，我还算是一个拥有产科临床经验的年轻妈妈，但依然被来势汹汹的下奶期吓住了。产后第 3 天，我的双侧乳房突然就涨起来，当时还掉了不少眼泪，好在老公和儿子很给力，帮我度过了痛苦的 2 天。我与儿子和谐的哺乳关系大约在 1 周后开始建立，他就像一个定时神钟，差不多每 2 小时就想要觅食。往往此时，我的乳房也会开始有涨乳的感觉。每次单侧乳房哺乳就够了，哺乳结束后我们母子会聊聊天，进行眼神、肢体及语言的交流，累了，我就会陪他小睡一会儿，享受天伦之乐。因为被产后那次涨奶吓怕了，每次哺乳结束后，我会再用吸奶器吸完另一侧的乳汁，看到两侧乳房都松软了，我才能真正安心休息，但这时往往又接近下一次哺乳了。哈哈……哺乳妈妈的生活也是很充实的呢！

这样的和谐持续至儿子 5 个半月，后来我因要参加一门专业考试，需要去学校上课并复习功课，但我的宝贝只能离开我 2 小时，因为他拒绝母乳以外的任何食物，同时他也不接受奶瓶、奶嘴。那时的我焦虑万分，在儿子因为我不在而拒绝进食后，我忍不住对他发出了抱怨、责怪的声音。到底是母子连心，不知是他懂事还是生气，总之1周后，儿子突然拒绝吃母乳，他只要接近我的乳房就会把头别开，自此再也没有吸过母乳。这件事一直是我心底的遗憾与不解，为什么他会突然拒绝母乳了？真的是因为我的责备让他生气了，还是有其他原因？

当时如果能有人给我指点迷津，也许事情会有不一样的结果。也是基于此，我非常渴望通过专业的学习，结合自己的临床经验及亲身经历，为有需要的妈妈们提供帮助和支持。我非常愿意与准爸准妈们，以及广大哺乳家庭，分享我的哺乳经历，并告诉大家：

母乳哺育宝宝是自然的经历，是没有选择的，期间会有困惑、担心和辛苦，但只要你们做好充分准备，能回答以下三个问题，很多问题会迎刃而解的。

孕前问自己："为人父母，我们准备好了吗？"

（因为一旦"上岗"，就不能"辞职"了。）

孕期问自己："哺育宝宝，我们学习了吗？"

（因为等宝宝回家再学，你们就会手忙脚乱。）

分娩后问自己："宝宝就只有想吃、想抱、想玩、想哭这么点需求，我们怎么就不能满足他／她？"

（其实宝宝要爸妈一直揣在怀里也就那么2年，稍纵即逝，不要轻易错过。）

母乳哺育宝宝对每一对母婴、对每一个家庭都是一段值得品味并回忆的美妙经历。

王　靖

2016年2月于上海红房子医院

参考文献

[1] Carter C S, Williams J R, et al. Oxytocin and social bonding [J]. *Ann N Y Acad Sci*,1992,12(652):204-211.

[2] Scott Edwards and David W Self. Monogamy: dopamine ties the knot [J]. *Nature Neuroscience,*2006,(9):7−8.

[3] Neville M C, et al. Studies in human lactation: milk volumes in lactating women during the onset of lactation and full laction [J]. *Am J Clin Nutr*,1988,48(6):1375-1386.

[4] World Health Organization, et al. Breastfeeding counseling: a training course [J]. *Geneva Switzerland Who Programme for Control of Diarrhoeal Diseases*,1993,19(43):137-138.

[5] Dominique T, et al. World health organization 2006 child growth standards and 2007 growth reference charts: a discussion paper by the committee on nutrition of the European society for pediatric gastroenterology, hepatology, and nutrition [J]. *Journal of Pediatric Gastroenterology & Nutrition*,2013,57(2):258-264.

[6] Mohrbacher N, Stock J. *The Breastfeeding Answer Book*, Third Revised Edition [M].Schaumburg,Illinois: La Leche League International,2003.

[7] Cohen R, Mrtek M B, Mrtek R G. Comparison of maternal absenteeism and infant illness rates among breast-feeding and formula-feeding women in two corporations [J]. *American Journal of Health Promotion*, 1995, 10(2), 148-153.

[8] BaiLey D, Deck L(1993). Worksite support for the

breastfeeding employee: A guide for business.

[9] Cooper W, Atherton H, Kahana M. Increased incidence of sever breast-feeding malnutrition and hypernatremia in a metropolitan area [J]. *Pediatrics*, 1995, 96(5):957-960.

[10] Odom E C, Li R, Scanlon K S, Perrine C G, Grummer-Strawn L. Reasons for earlier than desired cessation of breast feeding [J]. *Pediatrics*, 2013, (131), e726-32.

[11] Prosser G C, Saint L, Hartmann P E. Mammary gland functions during gradual weaning and early gestation in women [J]. *Aust J Exp Biol Med Sci*, 1984, 62(Pt 2), 215-228.

[12] Thomas W Hale, Hilrary E Rowe. *Medications and Mothers'Milk*, 16th Revised edition [M]. Plano:Hale Publishing, 2014.

www.ingramcontent.com/pod-product-compliance
Lightning Source LLC
Chambersburg PA
CBHW070751270326
41927CB00010B/2109